AF300487

T d 27/4

T. 2660
Отв.

MÉMOIRES

SUR

TROIS GENRES DIFFÉRENS

DE

CAS RARES,

DANS L'ORDRE

PHYSIOLOGICO - PATHOLOGIQUE.

COMMERCY, de l'Imprimerie de DENIS.

MÉMOIRES

SUR

TROIS GENRES DIFFÉRENS

DE

CAS RARES,

DANS L'ORDRE

PHYSIOLOGICO-PATHOLOGIQUE,

Par Prosper DENIS,

Docteur en médecine, Professeur particulier de Médecine des Enfans, ancien Interne en médecine et en chirurgie de première classe de l'Hospice des Enfans-trouvés, de l'Hôtel-Dieu, et des Hospices de la Vieillesse (hommes et femmes), de Paris; Membre des Sociétés de Pharmacie, de Chimie médicale et Linnéenne de la même ville; des Sociétés royales des Sciences, Arts et Belles Lettres de Nancy et de Strasbourg; de celles de Médecine d'Evreux, de Caen et de Metz, d'Émulation d'Epinal et Philomatique de Verdun.

A PARIS,

Chez l'AUTEUR, rue des Filles-St-Thomas, N.º 23, Et chez BAILLIÈRE, libraire, rue de l'École de Médecine, N.º 13 *bis*;

A LONDRES, MÊME MAISON, 3 Bedford Street, Bedfort square;

A BRUXELLES, Au dépôt de la Librairie médicale française.

A M. le docteur **Marjolin,**

Chevalier de l'ordre royal de la
Légion d'honneur, Professeur de
Pathologie externe à la faculté de
médecine de Paris, Chirurgien du
Roi par quartier, Chirurgien en
chef de l'hôpital Beaujon, membre
titulaire de l'Académie royale
de médecine, etc.

Depuis douze ans que l'art de guérir
est l'objet constant de mes études, vous
n'avez cessé de m'aider de vos conseils
et de m'éclairer de vos lumières. C'est
vous qui m'avez ouvert le sanctuaire de
la science ; c'est vous encore qui m'avez
introduit dans la pratique médicale, où,
m'efforçant d'être digne de mon maître,
j'applique les préceptes que j'ai puisés

dans ses savantes leçons et près du
lit de ses malades.

Il y a longtemps que j'ai contracté
envers vous la dette de la reconnaissance;
le devoir m'obligerait à choisir tous les
moyens de l'acquitter, si mon cœur seul
ne m'y engageait. En attendant qu'il me
soit possible de vous prouver, d'une
manière convenable combien cette dette
m'est sacrée, agréez, je vous prie,
l'opuscule que je vous offre; c'est un
hommage faible sans doute, mais qui
vous montrera que je conserve la mémoire
de votre bienveillance. Agréez-le comme
un premier témoignage de la gratitude

De votre disciple, parent et ami,

Prosper Denia.

Paris, le 1.er Mars 1828.

MÉMOIRES

SUR

TROIS CAS RARES

DANS L'ORDRE

PHYSIOLOGICO-PATHOLOGIQUE.

DES CAS RARES EN GÉNÉRAL,
ET DE L'IMPORTANCE DE LEUR ÉTUDE.

CE n'est pas dans le désir de satisfaire une curiosité stérile, que l'homme doit se livrer à l'étude de la nature. Si un sentiment plus noble, que fait naître l'amour de l'humanité, ne devient le mobile de ses travaux, quels fruits en attendre ? L'amateur d'histoire naturelle qui soumet aux regards étonnés du vulgaire, des collections d'objets amassés sans goût, et qui borne ses méditations à diviser arbitrairement en catégories, ce qu'il y a d'extraordinaire parmi les minéraux, les plantes et les animaux, peut, tout au plus, amuser quelques instans l'oisiveté de curieux sans instruction. Plusieurs monstres que l'alcool préserve de la putréfaction, des reptiles hideux desséchés, un arbre étranger avorté dans une serre, des pierres éclatantes de diverses couleurs, des oiseaux de l'Inde empaillés qui étalent sur leurs ailes les nuances de l'arc-en-ciel, et, au milieu de ces groupes, une foule de coquillages marins, composent un Musée comme on en voit beaucoup. Mais, tout cela classé sans autre but que de plaire aux yeux et de frapper l'imagination, produit-il, entre les mains de la plûpart de ses possesseurs, des résultats éminemment utiles et mène-t-il à de nouveaux moyens d'augmenter la félicité publique? Ces mêmes objets ne deviennent d'un intérêt réel et ne conduisent à la découverte de connaissances importantes, que lorsqu'un philantrope les considère sous un point de vue philosophique; alors, dominé par l'amour de l'humanité, celui-ci s'applique à les approprier aux besoins variés de notre espèce, et nous applaudissons à ses travaux.

Blâmons donc la curiosité qui borne sa satisfaction à l'extérieur des choses, et n'enveloppons point dans le même ridicule cette autre curiosité qui dérive du noble sentiment que nous venons de dépeindre.

Pour celui qui est animé de ce noble sentiment, il n'est point de faits indignes d'un examen approfondi; point d'expériences qui ne produisent des fruits abondans. Pour lui, l'insecte le plus simple est aussi intéressant que le quadrupède gigantesque; et le grain de sable que l'on foule aux pieds est aussi remarquable à ses yeux que le rocher qui menace le ciel. Un être embelli des formes les plus gracieuses et d'un brillant coloris, ne fait sur lui qu'une impression de plaisir d'un moment, lorsqu'il ne flatte que la vue ; il lui préfère bientôt un objet dépourvu de teintes agréables et de surfaces élégantes, si celui-ci est d'une utilité incontestable. Il sait qu'en acquerrant des connaissances de plus en plus étendues, il fait fleurir les sciences, que par ces sciences les arts se perfectionnent, l'aisance s'accroît, l'industrie se développe, et qu'enfin par l'exercice de ses facultés et la multiplication des moyens de pourvoir aux besoins publics et privés, les mœurs s'épurent et l'existence devient heureuse.

Combien d'exemples en sont des preuves !

Un inconnu obtint l'*acide hydro-chlorique* par le mélange du sel de cuisine et de l'acide résulant de la combustion du soufre. Un chimiste modifia cet acide hydro-chlorique, en le distillant avec un minéral en poudre (l'oxide de manganèse) ; ce qui produisit le *chlore.* TENNANT unit ce chlore à la chaux, et obtint une poudre blanche, le *chlorure de chaux,* qu'il appliqua avec un succès étonnant au blanchiment du linge. Voilà donc quelques connaissances, qui, acquises sur des substances aussi communes que le sont le sel de cuisine, le soufre et la chaux, ont déjà rendu un immense service. La science a expliqué les combinaisons qui s'opèrent alors, et les heureux résultats que l'art en retire. Bientôt LA-BARRAQUE agrandit le cercle étroit de l'usage du *chlorure de chaux ;* par son moyen, il désinfecta les lieux mal-sains, purifia les liquides impurs, détruisit les odeurs désagréables ; puis, il indiqua ce même composé aux chirurgiens qui l'appliquèrent utilement sur les ulcères !..... Ne négligeons jamais de soumettre à la méditation les moindres objets ; des vérités du premier ordre peuvent en jaillir, soit à l'instant même , soit plus tard ; et ne laissons pas comme des jouets sans valeur , les produits de la nature entassés inutilement dans des cabinets de curiosités.

Malheureusement la science ne marche pas aussi vite que les faits se présentent ; par conséquent les arts ne peuvent s'enrichir de toutes les connaissances que contiennent les archives de la philosophie. Parmi les faits connus il en existe un certain nombre qui sont autant d'anomalies bizarres paraissant au premier coup d'œil, plus propres à éveiller l'intérêt stérile que nous avons blâmé , qu'à être interprétés convenablement , et à hâter les progrès de la science.

Les faits dont nous parlons sont nommés Cas rares.

Le mot *Cas*, dit M. Fournier, (1) dans le sens médical , emporte une idée d'isolement qu'il est bien plus facile de concevoir et d'apprécier, lorsqu'on a l'habitude de l'observation clinique, qu'il n'est aisé de le définir grammaticalement, et de manière à bien peindre la chose que ce mot exprime dans le discours ou sous la plume du médecin. Le mot *cas* présente une foule d'abstractions , et, pour rendre sa définition plus lucide , nous allons citer quelques locutions dans lesquelles il s'emploie. On dit d'un cas qu'il est *pathologique*, pour exprimer un état qui tient à la lésion de nos organes, ou à

______

(1) *Dictionnaire des Sciences médicales* , article Cas rares.

l'altération de nos fonctions. Lorsqu'il est question d'un phénomène particulier aux fonctions, à l'organisation des êtres vivans, dans l'état de santé ; alors le cas est *physiologique*. Nous appelons cas *graves* les accidens qui se joignent à une maladie et menacent la vie. Lorsque dans l'ordre physiologique et pathologique nous remarquons des irrégularités notables dans les fonctions et les actions vitales, des anomalies qui sortent de l'état auquel nous sommes accoutumés, et avec lesquelles l'individu qui en fournit l'exemple vit . lorsqu'elles devraient être des causes de mort; ces cas sont appelés RARES. Par fois le sujet en éprouve une mort violente, alors que rien ne semble menacer sa vie. Les cas rares sont en contradiction avec l'organisme connu, et paraissent au premier abord n'exister que par une sorte de prodige.

D'après cet exposé il est facile de concevoir quelle extension on pourrait donner au mot CAS RARES. Passons maintenant à l'histoire de ces cas. Elle n'a point encore été écrite. HALLER fut le premier médecin qui, dans l'exercice de la pratique médicale, imagina de prendre une note détaillée de ceux qui s'offriraient à son observation ; et il le fit avec une exactitude qu'on ne remarque pas dans ses dévanciers, et cela dans un but d'utilité plutôt que dans la vue d'enregistrer des faits merveilleux. Depuis ce grand homme, qui fut créateur du mot cas rare en médecine, rien n'a encore été déterminé ; l'acception est nouvelle (1). Ce n'est que depuis ces dernières

____

(1) *Dictionnaire des Sciences médicales.* [Loco citato].

années qu'elle a été introduite dans l'enseignement médical. On avait même créé dans chaque école spéciale de médecine, une chaire consacrée à expliquer les cas rares. La faculté de Paris ne s'est point occupée de ce genre d'enseignement : à Strasbourg, feu le professeur Noel, que la science regrette, s'adonnait à ce travail avec zèle. M. le professeur Dumas, de Montpellier, s'en était également chargé.

Nous sommes persuadés qu'un traité qui embrasserait la totalité de ces aberrations apparentes de l'état habituel des corps, serait un précieux recueil, si, rattachant chaque histoire particulière à la série de ses analogues, on en tirait des inductions sans songer à recourir au merveilleux. Alors nous pensons qu'on parviendrait, et à dissiper les épaisses ténèbres qui les environnent, et à soumettre ces déviations réfractaires jusqu'ici à toute explication, au joug des théories.

Pourquoi ne dirige-t-on pas des recherches suivies vers ces points difficiles, et n'entreprend-t-on pas de les rassembler pour les éclairer par leur contact mutuel, et les faire ainsi rentrer dans l'ordre des cas expliqués ? C'est que pour en composer un traité complet, il faudrait emprunter à mille ouvrages les observations qui y sont comprises, et que, ne pouvant les vérifier préalablement, on ne serait pas en droit de donner pour bien observés des faits isolés, dénués souvent des formes convenues pour les travaux scientifiques. Admettra-t-on des cas tellement prodigieux qu'il soit naturel de les révoquer

en doute , après les avoir médités? **Il est vrai que**
l'on pourrait puiser des matériaux de quelque valeur dans *Th.* Bartholin (1), Haller (2), les
Mémoires et l'Histoire de l'Académie des sciences ,
Housset (3), les Transactions philosophiques , et
à d'autres sources respectables; néanmoins nous re-
trouvons dans la plûpart des faits qui y sont consi-
gnés , des motifs de doute et pas assez de ces détails
qu'exige la science. Des citations d'auteurs que l'on
ne pourrait faire qu'avec une juste défiance , devien-
draient de nul intérêt. Plusieurs fois on a tenté de
publier , mais sans goût et sans critique , sans considérations philosophiques , même sans bonne foi , des
collections de cas rares. A. Paré (4) s'est laissé do-
miner par une crédulité tellement ingénue qu'on
n'ose lui en vouloir de se montrer alors si peu lui-
même; il a consacré dans ses œuvres immortelles ,
un livre entier à des rêveries , qu'il décrit avec une
candeur vraiment singulière. Avant lui, Pline était
tombé dans de semblables erreurs (5). Depuis,
Paulinus (6), Giulio Obsequiente (7), Ne-
grisoli (8), Schurigio (9) ont publié, comme
à l'envi, des histoires merveilleuses ; mais Sigault
de Lafond (10), qui écrivait vers la fin du dernier

(1) Hist. rar. (2) *De monstris et physiol.* T. 8. (3) Obs.
hist. sur quelques jeux ou écarts de la nature, pour servir à
l'histoire naturelle.

(4) OEuvres d'A. Paré. (5) Hist. naturelle. (6) *Observa-
tiones phys. raræ , selectæ et curiosæ.* (7) *De Prodigiis.* (8) *Let-
tera nella quella si considera l'invasione fatta da topi nelle cam-
pagne di Roma.* (9) Sylleps. (10) Dictionnaire des merveilles
de la nature.

siècle, fut un mauvais compilateur dont les productions fourmillent d'absurdités et de niaiseries.

Notons ici que M. S ALGUES a composé un ouvrage
bien écrit et fort de raisonnemens (1); ouvrage qui
se rapporte à notre sujet: Il pêche çà et là, dans
la critique de certains faits, que l'auteur n'a pas *vus*,
et qu'il nie; et dans des inductions maladroites qui
sont du ressort des sciences physiques, lesquelles ne
paraissent pas lui être familières. Ajoutons que M.
F OURNIER, en rédigeant l'article *cas rares* du
Dictionnaire des Sciences médicales en a fait un
choix judicieux., et les a relatés avec beaucoup de
soins, en donnant à ses réflexions une gravité convenable. Quelques hommes instruits ont cherché à prouver que la plûpart des faits regardés comme singuliers
ne méritaient d'être recueillis qu'avec mépris. Ils ont
souvent raison, et souvent aussi ils ont tort; car,
autant il est convenable de rejeter les descriptions
mensongères, autant il est imprudent de classer
parmi les fables des circonstances dont la vérité est
affirmée par beaucoup de personnes éclairées. Si la
crédulité est un défaut, le doute général est un
vice de l'esprit.

Pour parvenir au but il faudrait qu'un homme
habile put réuuir, pendant une longue carrière
un très - grand nombre de cas rares, et qu'il
les décrivit, *de visu*, avec impartialité. Mais les occasions sont trop peu communes pour oser entreprendre ce travail, et même malheureusement,

(1) *Préjugés et erreurs populaires.*

lorsque les circonstances sont favorables à l'examen d'une singularité, tantôt l'enthousiasme de l'observateur ou son inattention, quels que soient sa capacité et l'avantage de sa position, tantôt la volonté du sujet observé ou des phénomènes accessoires, rendent la relation incomplète ou contraire à la vérité.

Un médecin chimiste et physiologiste estimable, mort naguères, analysa des urines, dans lesquelles, disait-on, le lait existait en nature. Le savant, trompé par la malade, resta longtems dans l'erreur, et crut au transport du fluide des seins dans les organes urinaires. Une circonstance particulière le désabusa enfin. Qui ne sait que les sujets qu'on observe, dès qu'ils s'aperçoivent qu'ils sont l'objet de recherches, ne tardent pas à devenir ingénieux à tromper; et si l'on reconnaît de tems en tems leur fourberie, combien de fois aussi doit-il arriver qu'elle échappe à l'œil exercé mais prévenu de maints investigateurs surpris et abusés.

L'opinion n'a pas encore été fixée généralement sur le magnétisme animal; mais, quoiqu'il en soit, il n'en est pas moins vrai, qu'une foule de charlatans ont abusé de la crédulité publique, au moyen d'adroites jongleries et d'impudens compères, et que des hommes respectables ont été dupes des farces que jouaient ces imposteurs. Nous avons vu nous-mêmes un personnage doué, a-t-on dit, de la faculté magnétique, s'endormir, parler, agir, lire *les yeux fermés*. Le docteur C......n, qui signe actuellement les prescriptions d'une femme dont le sommeil est *lucide*, avait réuni chez lui plusieurs médecins, au nombre desquels j'étais, pour assister à une scène merveilleuse. Le docteur Dupotet, qui croit de bonne foi, endormit le personnage (maître d'école des environs de Paris) ; il mit, même avec complaisance, tel des assistans qui le demanda, *en rapport avec le somnambule*. J'adressai des questions à celui-ci, qui y répondit facilement et sans détour. On prétendit que la voix était altérée, je pensai que son timbre resta naturel ; la tête du somnambule s'inclinait fréquemment sur sa poitrine ; ses yeux voilés par deux paupières rapprochées, mais garnies d'épais cils noirs, semblaient ne pouvoir remplir leurs fonctions visuelles : cependant le magnétisé lut, *les caractères étant tournés vers ses yeux*, *à une distance convenable*, mais cessa *de lire* lorsqu'on renversa le livre ou qu'on l'eut recouvert d'une mince feuille de papier. Ces circonstances marquaient que l'organe de la vue était en action pour percevoir la réflexion des images. Les paupières étant tout-à-fait closes, et l'individu conservant la faculté de voir, voilà bien un cas rare s'il en fut jamais. Je m'empressai de multiplier mes recherches sur ce sujet. Ma confiance dans la bonne foi du maître d'école s'était déjà ébranlée, depuis que je m'étais assuré qu'il ne lisait que les caractères placés à une certaine distance, comme dans l'état de veille, et qu'il perdait la faculté de voir après la simple interposition d'une feuille mince de papier ; quoique l'épaisseur de ses paupières dût être un obstacle incompara-

blement plus grand à la vision, que cette faible feuille.
Une jeune dame dont les cils sont noirs et longs par—
vint aisément à lire comme notre magnétisé à pau—
pières en apparence closes, mais non tellement rap—
prochées que les rayons lumineux ne pussent pénétrer
entre elles. Le balancement qu'elle donna à sa tête , à
la manière du magnétisé , rendit l'illusion complète ,
et elle aurait pu tromper les spectateurs les plus
instruits. Cette dernière circonstance acheva de me
prouver que le maître d'école en imposait. Je me
promis , dès-lors , d'être prudent dans toute obser—
vation de cas rares. La commission formée dans le
sein de l'Académie a du voir le sujet qui m'a fourni
cette citation. Je ne sais ce qu'elle aura consigné dans
son rapport , des expériences tentées sur ce charlatan ;
mais , si cet opuscule arrive à sa connaissance , elle
pourra y puiser un fait de plus sur le compte du
maître d'école.

A l'occasion d'une fille de Morley , commune
du département de la Meuse , qui l'an dernier parut
thaumaturge , pour avoir, disait-elle , dormi pen—
pendant 250 jours complets sans boire ni manger ,
ni changer de position , ni parler , les journaux ont
donné la lettre suivante écrite par un officier fran—
çais , M.ʳ A....., d'E.....

« J'étais prisonnier de guerre dans la Grande-
Bretagne quand en 1809 ou 1810, on y mit fin
au rôle de la jeûneuse *Anne* Moore , qui a fait tant
de bruit par sa prétendue abstinence extraordinaire
et par l'aveu tardif de son imposture.

» Depuis sept ans elle ne mangeait ni ne buvait, disait-elle, et bien observée, on n'avait pas découvert de supercherie. Les nationaux et les étrangers affluaient à Tisbury, près de cette femme réputée sainte, et y déposaient des offrandes qui l'ont enrichie. Enfin son renom était tel qu'on lui amenait des malades pour les guérir par son attouchement. Les médecins français se moquant de la crédulité de leurs confrères anglais, ceux-ci soumirent Anne Moore à de plus sévères épreuves. Elle ne consentit à être enfermée dans une chambre bien isolée, sous la surveillance de personnes sûres, que sous la condition que sa fille viendrait la voir, enfant qui était tout son bonheur au monde.

« Dès que cette fille se présenta, la mère voulut qu'on l'introduisit dans l'intérieur de la chambre grillée, pour l'embrasser. Refus des gardiens ; grande colère de la part de la jeûneuse. Comme la fille gesticulait sans prononcer une seule parole, chaque fois qu'elle venait, on eut l'idée d'examiner sa bouche. On la trouva remplie de brouet (espèce de bouillie sucrée), et l'on jugea avec raison, que depuis sept ans elle glissait de la nourriture, de sa bouche dans celle de sa mère, en l'embrassant plusieurs fois par jour, quand on la gardait à vue. Anne Moore, ainsi privée, dépérit; et prête, après neuf jours, d'expirer d'inanition, elle demanda répit, confessa enfin sa fourberie et fit, par ordre, amende honorable.

» J'ai l'honneur d'être etc.... »

(15)

Il ne faut pas cependant que toutes les difficultés
qui environnent l'observation des cas rares rebu-
tent celui qui rencontre une anomalie ; au contraire
qu'il la décrive avec soin , qu'il employe , pour rendre
sa relation complette , tous les moyens que lui sug-
géreront son adresse et ses talens ; puis, qu'il publie
le fait circonstancié. On ne pourra que lui savoir
gré de son zèle, et la discussion que son mémoire
appellera, ne pourra qu'être favorable aux progrès
de la science. Remarquons que l'on commence depuis quelque tems à étudier ainsi partiellement les
cas rares, et que pour tirer un parti avantageux de
cette étude, les savans qni s'y adonnent, adoptent
un ordre spécial de ces cas , et ne s'attachent uniquement qu'à toutes les espèces qui en dépendent.
Nous citerons à cet égard , M. GEOFFROY-S.t-HILAIRE
qui met la persévérance la plus louable à continuer
ses recherches sur les monstruosités , et qui fait un
appel à tous les hommes instruits de l'Europe pour
se procurer des individus monstrueux. Ce savant a ,
en outre , l'avantage inappréciable de produire ,
presque à volonté , la monstruosité dans l'espèce
gallinacée. Si l'on pouvait ainsi procéder pour les
autres ordres de cas rares , il est évident que l'on ar-
riverait à des résultats aussi satisfaisans que ceux que
la science obtient déjà de l'étude des monstres.

L'examen d'un cas rare quelconque en physiologie
ou en pathologie , fait avec bonne foi , sans enthousiasme et avec toute l'attention possible , s'il
ne produit pas un moyen d'expliquer directement

le fait et de trouver son enchaînement avec les autres faits qui constituent la science , du moins il fournit des conséquences qui se rattachent : 1.° à la méthode d'observer ; 2.° à l'esprit de système ; 3.° à pratique médicale. Voici ces conséquences :

1.° L'observation est en médecine ce qu'elle est dans d'autres sciences : par elle nous arrivons à connaître les phénomènes physiologiques et pathologiques qu'offre le corps humain. L'expérience , en plaçant successivement toutes les faces des objets sous les yeux de celui qui observe , en altérant de diverses manières et en modifiant avec intention ces mêmes objets , n'est réellement que l'un des moyens de l'observation : celle-ci est indirecte , lorsqu'elle emploie la voie expérimentale , et directe quand elle n'est aidée d'aucun artifice. Nous ne possédons en médecine aucun procédé positif d'intuition différent de l'observation ; elle consiste dans l'application raisonnée de nos sens aux objets soumis à nos recherches. Son but est de déterminer les qualités , les propriétés, les rapports etc. de ces objets , et son résultat de nous fournir des faits propres à nous éclairer. Qui le croirait lorsqu'on n'a pas encore fait usage de l'observation , qu'il faut un art particulier pour en tirer un parti heureux ! Elle a des principes fixes , lesquels composent une méthode rigoureuse qu'il n'est pas donné à tout le monde de bien connaître , encore moins de mettre en pratique. Mille difficultés hérissent le champ qu'exploite l'observateur , et, surprenante singularité ! la plus grande partie d'entre elles dépendent de lui seul. Ses sens sont sujets aux illusions, son esprit à des préjugés ; son imagination crée des chimères. Les faits sont ainsi dénaturés, leur valeur mal conçua et leurs conséquences erronées. Quelle influence l'étude des cas rares peut donc avoir sur la manière d'observer ? Une influence notable, si l'on songe que ces cas sont d'une observation difficile, et forment comme une pierre d'achoppement contre laquelle viennent souvent se briser les meilleurs moyens de recherches. Ils rappellent à l'observateur que la prudente circonspection, la sage réserve et l'attention à procéder, sont des qualités qui doivent lui être inhérentes. S'il perd ces qualités, en explorant des cas rares placés en général sur les limites de l'ordinaire et du merveilleux, son œil, quoiqu'exercé se troublera en les considérant, et son intelligence, flottant entre la crédulité et le pyrrhonisme, restera indécise ou tombera dans l'erreur. A quel point sera-t-il croyant ? A quel point étendra-t-il le refus de croire ? Il n'affirmera que quand il aura bien vu, bien examiné, bien appliqué ses sens ; le doute, caractère essentiel du philosophe, le véhicule de toute connaissance positive, de tout progrès dans les sciences, est le guide le plus sûr qu'il invoquera ensuite avec avantage. Après avoir obtenu le résultat de ses recherches il le publiera, environné de tout ce qui en rend l'authenticité respectable. C'est alors que naîtront parmi les lecteurs, soit une dénégation, fille de l'ignorance présomptueuse qui arrête les progrès des sciences, soit la crédulité sans bornes

qui ne leur est pas moins funeste , en faisant adopter
sans examen les erreurs les plus absurdes. Pourquoi
donc tant de divergence d'opinions? C'est qu'il y a une
manière de lire un livre et de se former un jugement
sur les faits qu'il renferme , que tout le monde n'a pas.
Un fait nouveau est—il avancé , il ne faut pas dire :
je le crois ou *je ne le crois pas* ; un bon esprit
n'a pas plus de raison pour l'un que pour l'autre ;
mais il doit dire : *je le croirai lorsque je l'aurai
vu* ou *lorsque des hommes non prévenus et éclairés
l'auront vu.* C'est faute d'avoir été soumises à cet
esprit philosophique que les plus grandes vérités
ont trouvé tant d'obstacles à s'établir ; qu'elles ont
été l'objet de sarcasmes injurieux , de railleries
piquantes , de démentis outrageans , et que l'humanité est longtems restée privée des bienfaits qu'elle
pouvait en recueillir. (1)

Pour ne pas nous éloigner de notre sujet nous
résumerons ces idées. L'étude et la méditation des
cas rares , induisent à redoubler de soins dans l'observation , à apporter la plus grande sévérité dans
l'examen , et à donner sous les formes du doute ce
qui n'est pas revêtu de toutes les preuves de la
vérité : cette étude et cette méditation ne peuvent
que hâter la maturité de l'esprit des jeunes médecins ,
en les habituant à rompre les difficultés sans passer
outre , et à ne pas considérer les faits à la légère.

(1) Pensée de M. ROSTANT; *Dictionnaire de Médecine.*

2.° Le système veut asservir la nature à sa domi-
nation, la théorie se plie aux faits. L'un interprète
d'une manière souvent séduisante les phénomènes;
il en fait le roman, tandis que l'autre en compose
l'histoire. La vérité est l'âme de la théorie dont le
langage simple se conforme aux objets qu'elle réunit;
dans celle-ci, l'inconnu a sa place près du connu,
un aveu d'ignorance se trouve près de l'énoncé d'une
découverte ; tandis qu'un mensonge hardi et un style
pompeux, ornent le système qui marche précédé de
l'enthousiasme, et que bientôt suivent le dégoût et
l'abandon. Les considérations que l'on peut déduire
de l'étude des cas rares sont bien propres à faire sentir la vanité de l'esprit de système, qui veut tout
embrasser d'un seul coup d'œil ; elles en prouvent
le peu de fondement; car toute science ayant une
foule de cas inexpliqués et comme hors de ligne
des autres faits, que penser des inductions générales
et des principes, dits invariables, qui donnent tant
d'enchaînement à l'esprit systématique. Quand un
ordre d'idées qui paraît lumineux, est heurté tout
à coup par une seule idée contraire, les nombreux
corollaires qui semblaient en sortir avec tant de justesse, sont eux-mêmes renversés. Des anomalies au
milieu des faits que classe la théorie, et qu'elle ex-
plique, ne suffisent pas pour la détruire dans toutes
ses parties; elle en éprouve une modification, mais
il ne s'en suit pas une chute totale comme pour le
système. Dès que celui-ci chancelle, il doit crouler
nécessairement. L'histoire des systèmes en médecine

est trop connue pour ne pas nous préserver d'en faire de nouveaux. Nous possédons un grand nombre de vérités qu'une théorie naturelle lie entre elles ; nous marchons en même tems avec conjectures au milieu d'une foule de faits qu'il ne faut pas tenter encore d'expliquer. La raison est un don trop précieux de la nature pour que nous voulions en abuser , jusqu'au point de pénétrer tous les secrets de la création ; reconnaissons la part des choses qu'il nous est donné de scruter , et celles que nous n'approfondirons jamais suffisamment.

3.° La pratique de la médecine ne peut qu'éprouver un avantage marqué de l'étude des cas rares ; le praticien qui en a médité les singularités , perd toute présomption près des malades ; il se livre sobrement aux explications des phénomènes , et il croit à des maladies que les livres ne relatent pas, que les sytématiques n'ont pas prévus , que l'art ne sait encore traiter , et que la nature guérit par fois , par des moyens à nous inconnus. Mais tout en nous rendant circonspects et en prouvant que nous n'avons pas encore *tout* découvert , l'étude des cas rares nous fournit beaucoup de données importantes sur la structure , sur les fonctions , sur les actions organiques , et sur les désordres auxquels sont si souvent en proie les viscères. Sous ces rapports l'art n'a que beaucoup à gagner. Il deviendrait facile d'en donner des exemples ; mais ce serait dépasser l'étendue que nous voulons donner à cet article.

Il était nécessaire que nous entretinssions le

lecteur, des *cas rares en général et de l'impor-tance de leur étude*, pour lui faire approuver la publication des trois faits que nous décrivons dans cet opuscule. Ce préliminaire aura aussi, nous l'espérons, l'avantage de détourner de la pensée toute idée défavorable à l'auteur. On jugera par les considérations qui viennent d'être exposées, qu'il aurait trop répugné, à ce dernier, d'observer avec légèreté, prévention ou enthousiasme, et qu'il a certainement pris tous les soins convenables pour réunir les preuves de ce qu'il avance. De même, le lecteur ne suspectera pas la bonne foi de l'auteur, car il cite à l'appui des faits, l'autorité de personnes recommandables qui les ont *vus*. Ainsi, il rend sa position comme historien, aussi solide que possible, et il met son écrit à l'abri des criailleries des rail-leurs et des gens superficiels.

Le premier Mémoire sur nos cas rares, est re-latif à un *homme qui vécut 82 ans, privé de l'usage de la moitié inférieure du corps, atrophiée et dé-nuée de ses ouvertures naturelles, ne rendant pas, par conséquent, de matières fécales ni d'urine.*

Le second Mémoire concerne des *corps particu-liers formés dans les intestins de l'homme, et aux-quels on a trouvé des caractères d'organisation végétale.*

Le troisième offre le fait de *la fonte presque to-tale d'un enfant dans le corps de sa mère.*

PREMIER MÉMOIRE.

Il s'agit dans ce Mémoire, d'un homme qui vécut 82 ans, privé de l'usage de la moitié inférieure du corps, atrophiée et dénuée de ses ouvertures naturelles, ne rendant pas, par conséquent, de matières fécales ni d'urine.

Né dans le département de la Meuse, à Commercy, ville voisine de Void, et qui entretient des relations fréquentes avec ce bourg, j'ai *vu* depuis ma première enfance, dans ce bourg, le nommé *Claude* Rouget, plus connu sous le nom de Daudiche, je lui ai parlé un grand nombre de fois ; les habitans du pays l'ont tous *vu* et racontent avec plaisir son histoire. J'avais, comme tous mes compatriotes, connaissance de l'état particulier de l'organisation de cet homme, et je n'y donnais que l'attention que les personnes étrangères à la science physiologique, peuvent accorder à un être difforme, lorsque je commençai à me livrer à l'étude de la médecine. Alors mon intérêt pour la situation toute particulière de Daudiche s'accrut, en raison des lumières que j'acquérais, sur la structure humaine et sur le mécanisme des fonctions départies aux organes. Chaque voyage que je faisais pour aller passer les vacances dans ma famille, devenait pour

moi l'occasion d'aller voir le pauvre Daudiche , et
toujours je remarquai avec plus d'attention combien
sa difformité était rare. Enfin , après avoir pris des
renseignemens tant dans le pays que près de ses
parens ; après en avoir obtenu quelques-uns de la
bouche même de ce malheureux , qui refusa obsti-
nément de se montrer *nu* à mes yeux , et en avoir
recueilli d'excellens dans les notes de mon aïeul
Claude-Gérard Denis , chirurgien qui soigna souvent Daudiche dans ses maladies , et le vit *nu* plusieurs fois ; après avoir causé de la situation de cet
infortuné avec M.ʳ Colson , médecin à Commercy ,
qui est fréquemment appelé à Void pour visiter des
malades , et qui le vit également *nu* , et avoir trouvé
d'autres documens dans le *Narrateur* , journal de la
Meuse , je me proposai de transmettre à l'Académie
royale de médecine , le résultat de mes recherches.
La notice que j'eus l'honneur de lui présenter a
été lue devant cette assemblée savante à la séance
de la section de chirurgie , du 3o octobre 1823 ,
par M.ʳ le docteur Murat , chirurgien en chef de
l'hospice de la vieillesse (hommes) de Paris , sous
lequel j'étais alors placé en qualité de chirurgien
interne de première classe des hôpitaux de cette ville.
Ce praticien recommandable eut soin , avant de
commencer la lecture de ma note , d'insinuer dans
l'esprit des membres de l'Académie , que mon but,
en leur communiquant un cas rare , n'était autre
que d'engager l'Académie à faire vérifier mon assertion , par l'un de ses correspondans du département

de la Meuse, et, en même tems de la prier d'em-
ployer les moyens convenables que permettent l'humanité et le respect du aux droits naturels, pour
obliger Daudiche à se prêter à une exploration atten-
tive. Mais l'Académie se borna, après avoir écouté
la narration du fait, à discuter sur sa véridicité.
Quelques membres se refusèrent à croire, d'autres
crurent avec modification, et Mr Cloquet cita,
dans son rapport verbal, un autre fait analogue,
a-t-il dit, sur lequel je reviendrai plus loin.

Ce que je présentai à l'Académie avait le titre de
*Notice sur un cas de paraplégie par suite d'une
compression de la moële rachidienne, avec atrophie
de la moitié inférieure du corps, et occlusion des
voies intestinales, urinaires et sexuelles.* Mr Murat
prit la parole en ces termes, avant d'en faire la lecture à l'assemblée : « Messieurs, cette notice, toute
» incomplette qu'elle est, doit mériter votre atten-
» tion. Son auteur ne vous l'adresse pas comme un
» ensemble bien constaté et positif ; mais il veut
» seulement signaler à votre savante réunion, l'exis-
» tence d'un cas extraordinaire, afin que ceux de
» ses membres qui, par leur position et leur in-
» fluence pourraient obtenir d'en faire faire l'examen
» détaillé et immédiat, cherchent à l'entreprendre,
» ou bien, afin que l'Académie même, charge ses
» correspondans du département de la Meuse d'ob-
» server le cas, suivre l'individu jusqu'à sa mort, et
» d'en faire enfin l'autopsie lorsqu'il sera décédé.
» L'Académie pourrait s'entendre avec le ministère

» pour engager les autorités locales à favoriser ces
» recherches ».

Voici en quels termes était conçue cette notice ;
en la reproduisant ici, ce sera donner la relation de.
l'état de Daudiche.

» *Claude* Rouget, nommé familièrement *Dau-*
diche, actuellement âgé de 78 ans, est né à Void,
où il demeure, bourg considérable du département
de la Meuse, sur la route de Paris à Strasbourg. Ses
parens ont tous joui d'une bonne santé, et lui-même
n'apporta en naissant *aucune difformité* ni disposition maladive. A l'âge de dix ans environ, il présenta
les signes connus de la paraplégie ; affaiblissement,
puis paralysie des extrémités inférieures. Y eut-il des
évacuations involontaires ? Je n'ai sur ce point aucune
information exacte. Les parens de Daudiche ont toujours caché la cause de cette affection, surtout lorsqu'il s'y ajouta des phénomènes extraordinaires qui
ne tardèrent pas à survenir. Ce malheureux a refusé
depuis, de se laisser voir à nu, de mauvais plaisants
lui ayant persuadé qu'on le disséquerait vif lorsqu'on
aurait reconnu son étrange structure. Cependant il a
été examiné deux fois par des hommes de l'art,
comme on le verra plus loin.

» Voici ce qu'on rapporte touchant l'accident qui
a déterminé la paraplégie ; les diverses versions amè-
nent à former les mêmes présomptions sur son origine : les uns affirment qu'à l'âge où se montra la
maladie de Daudiche, une compression lente et gra-
duée était exercée sur l'abdomen, (c'est l'opinion

la plus répandue) ; les autres prétendent qu'il eut
les vertèbres luxées par des violences souvent répé-
tées ; enfin quelques personnes m'ont assuré qu'il
avait éprouvé, dans sa première enfance, une torsion
du tronc, en jouant avec quelques camarades. Quoi
qu'il en soit, il est certain qu'il s'opéra dès-lors un
dérangement dans le point d'union des vertèbres
dorsales et lombaires ; car, là existe une saillie osseuse qui doit être le moyen de compression de la
moële spinale. Ainsi, l'on peut soupçonner, sans
s'éloigner de la vérité que le canal qui contient ce
cordon nerveux a été reserré par les fragmens d'une
fracture, par des pièces osseuses déplacées dans une
solution de continuité, par une exostoze, ou enfin
par le résultat d'un amolissement rachitique ; en
même tems il survint une atrophie extrême des parties qui avaient perdu le sentiment et mouvement.
Les os pelviens et ceux des membres inférieurs restèrent tels qu'ils étaient à l'époque du premier développement, mais seulement revêtus d'une chair
peu abondante et flasque, dont les diverses parties
sont fortement fléchies les unes sur les autres. La
peau de l'abdomen se colla à la colonne vertébrale,
de manière que la base de la poitrine et les pubis
formèrent deux saillies, ce qui au premier coup
d'œil, fait naître l'idée qu'il existe entre-elles une
vaste perte de substance, une vacuité de la cavité
ventrale, ce qui dépend probablement de l'atrophie
des viscères y contenus, et qui sont réduits à un
très-petit volume.

» L'homme qui a éprouvé la paraplégie, suivie d'atrophie, que je viens de décrire, est aujourd'hui dans l'état suivant (novembre 1823); le tronc, la tête et les membres thorachiques un peu maigres sont bien conformés, d'un développement complet, et paraissent appartenir à un corps d'une taille ordinaire, robuste et fortement constitué. Le caractère de vieillesse de la physionomie est très-beau ; le menton est couvert d'une barbe épaisse ; quelques dents qui restent encore dans leurs alvéoles garnissent les machoires. L'abdomen et les membres inférieurs sont tels que je les ai décrits précédemment. Les organes sexuels sont flétris et presque nuls ; le canal urinaire et celui qui termine le tube digestif sont oblitérés évidemment au dehors ; aussi Daudiche n'évacue depuis 68 ans, aucune substance, soit liquide, soit solide, par les voies naturelles des déjections ; il est cependant arrivé jadis qu'il rendit par l'ombilic quelques gouttes d'un fluide urinaire.

» Comment, dira-t-on, cet être imparfait remplit-il les conditions imposées à l'homme pour vivre ? Voici le tableau du peu de fonctions que ses organes exécutent. Daudiche mange et boit souvent, quelquefois en quantité notable. Alors l'espace épigastrique se gonfle, et après un demi-quart d'heure, les aliments altérés, dans un état moyen entre le chyme et la pâte qui se forme dans l'intestin grêle, sont rendus par un vomissement prompt, facile et sans douleur. Souvent le tout est expulsé par un jet. L'estomac vide, la région sous-xiphoïdienne se déprime de nouveau ; les matières vomies forment une bouillie verdâtre, écumeuse, qui ressemble à de l'émulsion ou à une eau savonneuse ; leur odeur est fade, peu repoussante, aussi elles sont prises avec voracité par des chiens qui s'en engraissent et que Daudiche élève de cette manière. On peut présumer que l'estomac, le foie, la rate, le pancréas et un ou deux décimètres de l'intestin grêle, refoulés sous le diaphragme, opèrent seuls sur les aliments ; que le chyle formé est absorbé dans le duodenum, et qu'ensuite la pâte chymeuse remonte vers la bouche par un mouvement antipéristaltique qui se développe dans l'intestin et le ventricule. De quelle manière la nature a-t-elle procédé pour déterminer le résidu d'une digestion aussi imparfaite à prendre une voie rétrograde pour abandonner l'économie ? Comment n'est-il pas arrivé de graves accidens et même la mort pendant que s'est établi ce mode de digestion, qui rapproche celui chez lequel on l'observe, de certains animaux des classes inférieures ? Ces questions et bien d'autres que cet individu prêterait à faire, sont peut-être insolubles, mais elles peuvent amener à l'éclaircissement de points importans de physiologie et de pathologie.

» La mémoire de Daudiche est très-prompte et très-étendue ; ses autres facultés intellectuelles n'ayant pas été exercées, on ne peut juger de leur énergie. La voix est pleine, son timbre s'effémine quelquefois, mais c'est pour appitoyer les auditeurs avec plus de succès. La transpiration se fait comme chez tout autre homme ; et quand une diaphorèse s'établit, la sueur n'a aucune odeur urineuse. On peut dire que le tempéramment de Daudiche est le sanguin des auteurs , mitigé par une inaction prolongée et une nutrition faible.

» Les troubles auxquels les fonctions que remplissent les appareils peu nombreux dn sujet de cette observation , sont en général très-légers. Ils se bornent à des douleurs épigastriques , avec anorexie ; sécheresse de la bouche , soif , chaleur à la peau, qui s'accompagnent d'une fièvre peu intense et de céphalalgie. Alors une diète modérée fait disparaître ces symptômes. Une fièvre intermittente qui se composait d'accès dans lesquels les symptômes précédents dominaient , a été éprouvée par notre atrophié; le quinquina l'en a débarrassé.

» Daudiche a besoin de grand air, il souffre quand il reste à la maison , il passe la nuit, une partie de l'année , sous la halle du bourg de Void.

» L'individu dont je viens de rapporter l'histoire succintement, habite nuit et jour depuis son enfance, un berceau monté sur des roues , et que trainent quelques enfans dans les rues de Void. Il se fait placer ordinairement près de la poste aux chevaux et de l'hôtel des diligences. Là il joue le double rôle de gardien et de mendiant ; il provoque la compassion avec beaucoup de finesse et récolte d'abondantes aumônes qui le font vivre, ainsi que la famille d'un neveu chez qui il demeure. C'est dans ce lieu que feu CORVISART lui pronostiqua de longs jours ; ce dont

le timide Daudiche, qui ne redoutait rien tant que
la mort, fut bien satisfait; mais il ne voulut pas cé-
der cependant aux instances de cet illustre médecin
pour se laisser découvrir devant lui.

» L'Académie de chirurgie de Paris instruite autrefois de l'existence de ce cas rare, en fit demander
une relation il y a environ 45 ans. Elle lui fut envoyée par MM. Limaux, chirurgien à Void et Denis,
chirurgien à Commercy, et sans doute elle se trouve
dans les archives qui restèrent à la dissolution de cette
célèbre compagnie. Ils avaient, pour leur rapport,
employé tous les moyens convenables d'exploration
à nu. Le gouvernement accorda alors à Daudiche une
pension de 150 livres, qui, dans la révolution, fut
réduite au tiers. Plusieurs princes (le roi de Bavière,
entr'autres qui lui fit aussi une petite pension, lorsqu'il n'était encore que prince de Deux-Ponts, et
qui, devenu souverain s'informait souvent de notre
malheureux, quand il envoyait des courriers à Paris);
des hommes d'état, des savans de tous les pays lui
ont fait des présens; non seulement il en conserve
le souvenir, mais il se rappelle même les dates pré-
cises où il les reçut, les noms de ses bienfaiteurs, etc.

» Je dois à la vérité de dire que le sujet de cette
observation n'a pas voulu se montrer nu à mes yeux,
et que ses parens mêmes se sont refusés à me donner
la totalité des renseignemens que je demandais sur
sa position. Connaissant Daudiche depuis que j'existe,
ayant vécu au milieu de ses compatriotes, j'ai recueilli

tous les rapports sur sa structure ; mais je n'offre que ce qui est certain. J'ai pris une bonne partie des faits que je consigne ici, dans des notes tenues autrefois par feu *Claude-Gérard* Denis, mon aïeul, l'un des chirurgiens ordinaires de Stanislas Leczinski, roi de Pologne, alors duc de Lorraine et de Bar, lequel praticien avait, comme il a été dit, examiné le corps de Daudiche. J'ai puisé aussi à une source respectable pour moi, dans le *Narrateur*, journal du département de la Meuse, qui se publie à Commercy. (1). M. le docteur Colson, de la même ville, a eu l'occasion de visiter le corps de Daudiche, qui s'y résigna à raison de souffrances qu'il éprouvait, et ce médecin distingué, a bien voulu me communiquer les remarques que l'inspection et le toucher lui ont fournies. »

J'ai revu le sujet de cette notice plusieurs fois depuis 1823 ; il a persisté à ne vouloir pas se montrer *nu*, quoique j'eusse offert, soit à lui soit à sa famille, une somme assez considérable : il a craint d'être disséqué vivant et ses parens l'engageaient à persévérer dans son refus. Enfin Daudiche décéda, octogénaire, le 4 mars 1827, après un jour et demi de maladie. La science médicale, et partant le bien de l'humanité exigeait qu'on fît l'autopsie de ce *buste*, car Rouget n'avait que cela pour corps. Ses parens, après sa mort, ont repoussé la demande de l'ouvrir, même de le laisser voir. Les instances des autorités,

(1) *Narrateur de la Meuse :* N.ᵒˢ 1.ᵉʳ, 4, 140, 428 et 986.

des médecins , surtout parmi ceux-ci , de M. Gran-
jean de Void, et des personnes notables , ont été
inutiles. Pourtant , habitués à gagner beaucoup par
les aumônes que recevait Daudiche , ils consentaient
à déposer leurs prétendus scrupules moyennant un
don de 1000 fr. ; or , ce qu'on leur offrait n'approchait pas de cette somme : on était allé jusqu'à pro-
mettre de l'embaumer après l'autopsie ; mais ils
comptèrent que des savans de Paris allaient arriver
avec un trésor pour acheter le cadavre. L'exhumation
et l'autopsie n'ont pas eu lieu, comme on l'espérait
(1). Les parens ont fait la garde de nuit près du
cimetière de peur qu'on n'enlevàt le corps , et depuis ,
ils ont ouvert la fosse , pour s'assurer que leur surveillance n'avait pas été vaine. La dissection bien
suivie du cadavre , c'est à dire de ce *buste vivant*
(car la paroi antérieure de l'abdomen était comme
collée à la colonne vertébrale , et toutes parties inférieures réduites à peu de chose); cette ouverture
eut confirmé ce qu'on savait déjà de la difformité
étrange des viscères , et mis à *nu* ce qu'ils avaient
de vicieux. Ce qui est perdu à jamais pour la science ,
c'est la connaissance des fonctions particulières à la vie ,
que remplissaient les organes conservés dans Daudiche.
« Nous ne sommes pas médecin , dit le journal de
» la Meuse (2), mais il nous semble qu'il eut été utile
» d'étudier avant la mort , ces fonctions. La sueur

(1) *Narrateur de la Meuse* N.° 1688.
(2) Le même journal , N.° 1691

» avait-elle quelques qualités de l'urine ? Quelle était
» la composition du chyme habituellement vomi ?...
» On regrettera moins l'autopsie , puisque les ob-
» servations précédentes et d'autres encore n'ont pas
» été faites. L'ouverture eut satisfait la curiosité des
» anatomistes, sans apprendre sur l'intérieur du corps
» beaucoup de choses qu'on n'ait par déjà présumées.
» L'essentiel était de comparer l'état réel de ce corps
» avec les phénomènes vitaux, pour découvrir la
» route extraordinaire établie dans cet individu par
» la nature ingénieuse, à l'effet de suppléer aux dé-
» fauts de l'organisme et de conserver son existence ».

Revenons aux réflexions que fit M. CLOQUET,
au sein de l'Académie royale de médecine en 1823
(1), lors de la lecture de la notice sur Daudiche , notice qui, je le pensais dans ce tems,
devait prévenir la perte que nous éprouvons, en ap-
pelant sur l'existence de cet homme étonnant, l'attention d'un corps savant dans la compétence duquel
est toute matière ardue en médecine , et, partant,
plein de zèle pour la recherche de ce qui peut
éclairer la science. Des causes qui me sont inconnues
ont fait tomber dans l'oubli , et la notice et son
sujet. On se plut même à atténuer ce que ce dernier avait de singulier et de remarquable. Ainsi, à
peine M. MURAT eut-il cessé de lire cette notice,
que le membre nommé au commencement de cet
alinéa, annonça à la réunion, qu'on possédait déjà

(1) Voyez plus haut , page 25.

plusieurs observations d'imperforation de l'anus et de l'uretère, dans lesquels les malades rendaient par la bouche les parties excrémentitielles de leurs alimens; qu'on en trouve une dans le journal de médecine, chirurgie et pharmacie de Vendermonde (1) : ce qui équivalait à dire que le cas méritait peu d'être constaté, qu'il ne valait pas la peine de devenir l'objet d'un examen sérieux. Je vais détruire facilement cette induction, en montrant l'énorme différence qui existe entre le cas rappelé par M. CLOQUET et celui que je citais à l'Académie.

« HISTOIRE *d'une fille de quatorze ans, qui n'avait aucune trace de fondement, ni de parties génitales; par M. BAUX, médecin, agrégé au collége de médecine de Nismes, de l'Académie royale de la même ville etc.* (2)

» Si la nouveauté est un titre pour intéresser la curiosité, assurément le merveilleux doit le faire encore plus. Tout ce qui est extraordinaire n'est pas toujours utile, mais toujours digne de l'attention des savans. L'observation qui suit est, à tous égards, une des plus singulières que le hasard ait produites; elle est même une de celles qui sont les plus propres à révolter les esprits des personnes peu crédules.

(1) Voyez le Procès-verbal de la séance du 30 octobre 1823, et les Archives générales de médecine de 1824.

(2) Journal de médecine de Vendermonde, 1758; Tome 8, page 59.

» Il y a déjà plusieurs années que l'on nous manda, mon père et moi, pour voir une fille de quatorze ans, d'un très-bon tempérament et d'une très-jolie figure, qui était si singulièrement constituée qu'elle fut le sujet de notre étonnement et de notre admiration. Elle n'avait aucune marque de sexe, pas même la moindre apparence de parties génitales, ni d'anus. La peau du bas ventre formait, avec le périnée et les fesses, une continuité sans aucune ouverture extérieure, et sans aucun organe propre à favoriser les excrétions des selles et des urines. Malgré cette conformation si bizarre, cette fille avait un très-bon appétit, dormait bien et travaillait avec beaucoup d'autres jeunes personnes de son sexe à dévider de la soie. Cependant il fallait une issue pour les excrémens ; la nature l'avait pratiquée par la voie la plus affreuse et la plus dégoûtante que l'on puisse imaginer. Cette pauvre infortunée, au bout de deux ou trois jours, éprouvait à la région ombilicale une douleur sourde, qui se changeait en irritation assez vive, et qui augmentait au point que les nausées survenaient, que l'estomac se soulevait, et rejettait de véritables matières fécales. Quelques gorgées d'eau servaient à nettoyer la bouche de cette fille malheureuse, et le parfum des alimens qu'elle prenait, achevait de détruire le goût détestable des excrémens. Jusques ici tout ce que l'on voit est affreux, mais il n'y a rien de surnaturel. Le reste est du merveilleux. Les reins et les conduits urinaires étaient sans action. Les mamelles y suppléaient, et

versaient dans différens tems de la journée une eau claire
et limpide qui dégageait la masse du sang du liquide
superflu. J'ai été témoin, avec mon père, de la vérité de
ces deux faits que j'atteste, et que je ne prétends pas expliquer. Je ne sais qu'est devenue cette fille. Si le journal de médecine eut existé dans ce tems , je n'aurais
pas manqué de faire part au public de cette observation importante, qui prouve plus que jamais la force
de la nature et la faiblesse de la machine humaine. »

Je le demande, une fille de 14 ans, née avec sa
difformité, autant que l'on peut en juger par une
observation mal faite, mais qui, bien que ne rela-
tant pas des circonstances essentielles , n'en est pas
moins digne de foi; cette fille , conservant longtems
les alimens et vomissant des matières fécales toutes
formées, rendant une sorte d'urine , quoique le fluide
évacué fût peut-être un peu différent du liquide
urinaire (ce que l'on n'a pas cependant constaté),
ou bien consistât dans ce liquide amené par une
bizarre conformation des reins jusqu'au bout des
seins ; cette fille , a-t-elle aucune analogie avec le
vieux Daudiche, qui, né bien conformé , ne devint
infirme qu'accidentellement , et ne conservait les alimens que peu de tems , qui les rendait même sans
efforts, non réduits en matières fécales , et n'ayant
pas de mauvaise odeur , encore moins celle de l'urine?
Cette fille a-t-elle aucune analogie avec Daudiche
n'excrétant aucun fluide par un canal particulier,
pour suppléer celui de l'urètre? ..... Il est inutile
de pousser plus loin la comparaison; on sent l'im-

mense différence des cas , et à quel degré chacun d'eux doit intéresser.

Mais, ce ne fut pas assez que l'Académie oubliât le fait et qu'un de ses membres , honorable sans doute, homme d'un rare talent et d'un mérite supérieur , lui opposât un autre fait , pour en atténuer la valeur ; M. Breschet , également membre de la même Académie et appartenant aussi à la section de chirurgie , ayant appris que la notice sur Daudiche devait être insérée dans les Archives générales de médecine , à la rédaction desquelles il concourt , commenta le fait à sa manière , et , après l'avoir dénaturé dans des remarques dénuées de justesse , il finit par le trouver peu remarquable. Voici ce que je ne sais quel esprit de contradiction , a dicté alors à M. Breschet. (1)

« L'observation envoyée aux Archives par M. Denis est intéressante sous deux rapports : 1.° sous celui de la paraplégie et de la cause qu'on présume l'avoir produite ; 2.° sous celui du vice de conformation des parties génitales et de la fin de l'appareil digestif. Des observations de ce genre, pour qu'elles fussent complètes , ne devraient être publiées qu'après la mort des individus qui en sont le sujet , afin d'éclaircir tous les doutes par l'examen du cadavre. Je vois , en effet, un peu de louche dans cette histoire. Dans les sciences exactes on doit être rigoureux et ne former son opinion que d'après des faits bien constatés.

(1) Archives générales de médecine , avril 1824.

» S'il fallait classer et expliquer le vice de con-formation de Daudiche , je le rapporterais aux dé-viations organiques par défaut de développement , (*agénèses*) et il me serait facile de démontrer qu'à une période inférieure de l'évolution organique , la vessie et le rectum communiquant ensemble , forment avec l'utérus une espèce de cloaque , et que plus tard ces parties s'isolent les unes des autres. Les imperforations ou *atrésies* de l'urètre , du vagin ou du rectum , sont trop connues et trop fréquentes pour qu'il soit nécessaire de s'arrêter un instant sur ce vice de conformation congénial. Cependant , les cas où cette *atrésie* est portée à un aussi haut degré que chez Daudiche , sont rares , et une his-toire d'un fait analogue observé par *Thomas* BAR-THOLIN , a trop d'analogie avec celui que nous transmet M. DENIS , pour que je n'en rapporte pas ici les principales circonstances.

» *Thomas* BARTHOLIN dit avoir vu pendant son séjour en Italie , *un homme* de 40 ans , robuste et sain , qui n'offrait aucune trace d'anus , ni de parties génitales. Cette absence d'organes génitaux externes, rendit son sexe douteux et pourtant il fut baptisé comme étant fille , et on la nomma *Anne*. Ce n'est qu'à l'âge de 24 ans , que de la barbe venant couvrir ses joues et son menton , fit placer cette personne parmi celles du sexe masculin. Anne n'avait pas d'anus , il rejettait de distance en distance les matières fécales par la bouche , et à chaque excrétion de cette sorte , il plaçait une corne dans la cavité buccale , pour que les matières ne fussent pas en contact avec les parois de cette cavité, et pour éviter en partie le désagrément de leur goût et de leur odeur. L'urine sortait goutte à goutte d'une végétation sphéroïdale fongueuse, située vers l'ombilic qui manquait.

» Cette dernière circonstance indique un cas *d'extrophie de la vessie*, vice de conformation dont j'ai fait l'histoire dans le *Dictionnaire des sciences médicales*, et que, depuis, j'ai nommé *diastécystie*. (1) L'absence totale des parties de la génération est un des vices de conformation des plus rares, et le cas observé par M. BARTHOLIN est plus extraordinaire, sous ce rapport, que celui dont M. DENIS est l'historien. »

N'est-il pas dans la pensée de tout le monde, après avoir pesé les réflexions de M. BRESCHET, que ce docteur n'a pas bien lu ce qu'il critique? Je ne puis me rendre compte de l'explication qu'il nous donne sur l'infirmité de Daudiche, qu'en me rappelant qu'en 1823, il s'occupait beaucoup de monstruosités, et qu'il se trouva, sans doute alors, comme entraîné par suite de ses études habituelles, à convertir une déformation arrivée à l'âge de dix ans, en un vice de conformation congénitale afin de classer le cas dans les *atrésies*.

La distinction à établir entre la monstruosité et une disposition anomale acquise après la naissance, est essentielle à connaître pour l'intelligence de ce

______

(1) *Voyez le Dict. de méd.*, en 18 vol., art. *déviation organique*.

passage. Tous les auteurs n'admettent pas cette distinction dans toute sa rigueur. La définition des
monstres, selon les plus célèbres savans qui se sont
occupés de la donner, suffira pour rendre ceci plus
clair.

A. Paré est, à ma connaissance, celui qui le
premier a défini les monstres. « Ce sont, dit-il (1)
« choses qui apparaissent outre le cours de nature,
» et qui sont le plus souvent signes de malheur à ad-
» venir. » Suivant Lemery, (2) les monstres sont
des individus dans lesquels la structure naturelle
des parties se trouve plus ou moins altérée. Cependant il ne regardait pas comme monstrueux les enfans qui n'apportaient qu'une légère difformité en
naissant, non plus que ceux qui apportaient une
inversion des viscères. Haller (3) appelle *monstres*
tout individu qui offre dès sa naissance un vice de
structure assez prononcé pour frapper les yeux de
ceux là mêmes qui n'ont pas fait la moindre étude
de la nature. *Ch.* Bonnet, qui écrivait du tems de
Haller, donna un sens plus étendu à sa définition;
il dit, (4) que toute production organisée dans
laquelle originairement la conformation, l'arrange-
ment ou le nombre de quelques-unes des parties
ne suivaient pas les règles ordinaires, était une monstruosité. Blumenbach (5) a défini la monstruosité

(1) 25.ᵉ livre de ses œuvres.
(2) Mém. de l'Acad. des sci., 1740.
(3) *Oper. min.*, p. 3.
(4) OEuv. d'hist. et de phys.-Consid. sur les corps org., t. 3 , p. 12.
(5) Veber den Bildungstrb , § 3, ou sur la force plastique.

une aberration de la force plastique , un état tout‑à‑fait contre nature. J.‑F. MECKEL (1) nomme *monstres* les êtres qui, en venant au monde , s'é‑loignent beaucoup par leurs formes de celles qui sont naturelles à leur espèce ; puis il appelle *variétés des monstruosités* les états irréguliers qui sont peu apparens. Selon VICQ – D'AZYR (2) le monstre est un corps vivant qui est né avec une conformation contraire à celle de la nature. Enfin MM. CHAUSSIER et ADELON , auteurs de l'article *monstruosité* du Dictionnaire des sciences médicales , nomment *monstres* tous les êtres animés qui présentent des vices de conformation ou des défectuosités dans une ou plusieurs parties du corps ; vices produits dans le sein maternel. Il est à remarquer que toutes ces définitions offrent une grande ressemblance , et qu'elles ne diffèrent qu'en ce que les unes comprennent toutes les anomalies originelles , et que les autres ont une acception plus restreinte. D'où peut venir cette variation , si ce n'est de l'impossibilité où l'on est de séparer les anomalies les plus grandes des plus légères ? C'est donc arbitrairement qu'on a donné le nom de *monstruosités* à certains cas anormaux , et celui de *variétés* à d'autres. Toute fois , il est vrai de dire que de petites imperfections ne sont guère de nature à comporter le mot *monstruosité* , qui entraîne constamment après lui l'idée d'une chose très-hideuse : c'est pourquoi , s'il me faut choisir

(1) Handb. der pathol. anat. t. 1.
(2) Traité d'anatomie et de physique , p. 95.

de préférence une définition, tout arbitraire qu'est celle de **M. J.-F. Meckel** , je crois devoir l'adopter. Tout récemment **M. Breschet** (1) a substitué cette dernière dénomination au mot *monstruosité.*

Daudiche ne portait aucune *déviation organique* dans le sens que donne à ces mots **M. Breschet :** *Première réfutation des assertions de cet académicien.*

Le chirurgien en second de l'Hôtel — Dieu, cite un cas pris dans **Bartholin,** (2) et dit que le cas transmis par cet homme célèbre, est plus extraordinaire que celui que j'ai observé. Mais Anne était un monstre et Daudiche ne l'était pas ; mais Anne urinait et Daudiche n'urinait pas. C'est ce qui nous fait dire qu'il n'a pas encore existé d'être plus étonnant que ce dernier : *Seconde réfutation des assertions de M.* **Breschet.**

Arrivons au reproche d'avoir publié une notice avant la mort du sujet, et du louche qui règne, dit-on , dans son histoire. N'est-ce pas en publiant les faits qu'on les fait connaître ? N'est-ce pas en racontant toutes les circonstances que l'on recueille sur eux, qu'on arrive à les approfondir ? N'était-ce pas dans le dessein de signaler l'existence d'un cas très-rare, et de le livrer à l'observation avant la mort, que je donnais à l'Académie et à un Journal de médecine , une simple notice ? Le but que je

______

(1) Dict. de med., au mot *déviation organique.*

(2) *Hist. raræ.*

voulais atteindre, et qu'on ne peut qu'approuver, rendait nécessaire la publication que je fis ; tandis que des réflexions mal dirigées et intempestives, ont peut-être éloigné les esprits du sujet vers lequel je désirais les attirer : *Dernière réfutation du commentaire de M.* Breschet. J'espère que ce docteur ne trouvera pas mauvais que j'aie mis quelque chaleur à ceci ; la défense a droit à autant de latitude que l'attaque.

L'observation du cas rare que j'ai décrit dans cet article, est bien peu méthodiquement rédigée ; les faits qu'elle expose n'ont pas tous assez de bases solides pour qu'on en tire des conséquences rigoureuses très- utiles à la science. Ah ! que celle-ci eut profité si l'on avait tenté des expériences sur le sujet vivant et si l'on avait ouvert le sujet mort !

On aurait analysé les matières rendues journellement par Daudiche ;

On aurait analysé son sang ;

On aurait fait des recherches sur la nature de sa sueur ;

On aurait tenté des essais sur la faculté absorbante de ses membranes muqueuses et de sa peau ;

On aurait étudié la physionomie de ses maladies ;
etc......

Par la nécroscopie, on aurait signalé des altérations singulières, que néanmoins l'on peut jusqu'à un certain point deviner. En voici le série, autant que des inductions sévères la rendent probable :

Atrophie des reins et des canaux urifères, puisqu'ils étaient sans fonctions. On objectera peut-être que les uretères ont pu trouver quelqu'ouverture dans la portion d'intestins qui restait. Mais nous repondrons que le mélange de l'urine avec les alimens ou avec le chyme, eut empéché la chylification, et que d'ailleurs, l'odeur et la couleur des matières vomies en eussent annoncé la présence.

Dix douzièmes de la longueur des intestins, à peu près, *resserrés*, *oblitérés*, formant un paquet très-peu considérable, plutôt celluleux et informes que musculo-membraneux, et n'ayant plus la disposition qu'ils affectent d'ordinaire. Le peu d'alimens admis dans le ventre à la fois, l'aplatissement considérable et constant de la paroi antérieure de cette cavité, paroi qui semblait collée aux lombes, annonçaient cette circonstance anatomique ;

Flétrissure des organes génitaux. Ce qu'indiquait l'état de l'appareil générateur externe.

Intégrité de l'estomac d'une portion d'intestin, du foie et du pancréas. Intégrité de l'estomac : puisque les alimens étaient admis dans une cavité, laquelle les rendait ensuite par vomissement, altérés, comme il arrive quelquefois, chez les sujets pourvus d'un estomac sain. Intégrité du foie et du pancréas : puisque ces alimens vomis étaient alors teints de bile, et que, si la bile arrivait dans l'estomac. le suc pancréatique qui suinte dans le duodenum au même point que celle-ci, devait y arriver également. De là on doit aussi inférer que le duodenum et un peu du jejunum existaient sains et entiers , puisque la bile s'écoulait, ce qu'elle ne peut faire que dans le duodenum à moins d'un vice de conformation que rien ne doit porter à supposer dans Daudiche, vice très-rare, observé sur un sujet par CABROL et dans lequel le canal cholédoque s'ouvrait sur l'une des parois de l'estomac. On doit encore mieux inférer que le duodenum et une partie du jejunum existaient, puisque le chyle, dont l'élaboration est indispensable à l'homme, devait se former et être absorbé, ce qui ne peut se faire suffisamment dans l'estomac pour entretenir la vie, mais ce qui n'a lieu convenablement que dans l'intestin grêle

Atrophie des muscles du bas ventre , des fesses, des cuisses et des jambes ; non développement du bassin et des membres inférieurs, restés tels qu'ils étaient à l'âge de 10 ans;

Enfin état sain du reste du corps.

Le cas rare qu'offrait Daudiche prouve :

1.º Que l'estomac, une fraction d'intestin grêle et les corps glanduleux leurs annexes, sont seuls essentiels à la digestion , à l'absorption du chyle et à la dépuration urinaire, ce que le cas d'Anne et de la jeune fille de 14 ans ne prouvaient pas aussi bien , puisque ces individus rendaient des matières fécales , lesquelles annonçaient l'existence d'une longue étendue d'intestin , puisqu'ils évacuaient des urines , ce qui prouvait l'existence des reins , et de glandes remplissant les fonctions de ceux-ci ;

2.º Que la vie peut, dans certains cas, ne pas

être entravée par la destruction des reins, par conséquent, que les reins ne sont pas des organes aussi
essentiels à l'organisme qu'on l'a cru jusqu'ici. Cela
rentre dans l'idée de quelques chimistes qui pensent
que l'urine est toute formée dans le sang, et que
les reins ne font que l'en séparer;

3.° Que la dépuration urinaire peut se faire au
moyen d'autres organes, et par la perspiration insen-
sible de fluides qui n'ont pas les qualités de l'urine;

4.° Que les organes génitaux, tout en perdant leur
action et se flétrisant, ne portent pas toujours une
atteinte fâcheuse au physique et au moral, car Daudiche avait de la barbe et le genre d'esprit de l'homme;

5.° Que l'action de la fin de la moëlle épinière,
influe puissamment sur la moitié inférieure du ventre,
et que l'interruption de cette action, dans cette fin de
la moëlle, peut déterminer la cessation des fonctions
d'une grande étendue d'intestin, des reins, de la
vessie, des organes génitaux et des membres inférieurs; ce qui, du reste, est souvent remarqué
dans d'autres cas que celui-ci;

6.° Que la paraplégie peut être suivie de l'obli-
tération progressive des canaux sur lesquels elle
étend ses effets, arrêter les sécrétions, etc., et à ce
dernier degré ne pas déterminer constamment la mort;

7.° Que l'estomac et les intestins peuvent prendre
un mouvement anti-péristaltique pour évacuer leur
contenu, quand un obstacle s'oppose à la précipi-
tation vers le bas; ainsi, que ce n'est pas l'empêche-

ment au cours des matières intestinales, qui amène nécessairement la mort, dans tous les cas d'étranglement, mais que le pincement de l'intestin et ses suites, causent seuls, quelquefois, la perte des malades affectés de hernies étranglées.

DEUXIÈME MÉMOIRE.

Ce MÉMOIRE est consacré à la description de certains corps particuliers formés dans le canal intestinal de l'homme, corps qui ont présenté des caractères de l'organisation végétale.

AVANT d'entrer en matière, je crois devoir préluder par des considérations qui sont essentielles à l'intelligence des faits que je consigne dans cet article.

On sait généralement que les animaux renferment quelquefois en eux, par une sorte d'inclusion, des êtres vivans du même règne, et que, ces funestes parasites causent, en bien des cas, la mort de ceux qui les logent. Tels sont le cysticerque, le polycéphale, le ditrachycéros, l'acéphalocyste et d'autres vers vésiculaires qui, habitant exclusivement les tissus des mammifères, en déterminent lentement la désorganisation. Tels aussi les helminthes propres au canal alimentaire des mêmes mammifères. On sait également que les végétaux ont des parasites végétaux. Qui n'a observé qu'un certain nombre de plantes ne s'alimentent qu'aux dépens d'arbres et d'arbustes sur lesquels elles sont fixées, tandis qu'elles périraient sur le sol qui entretient la vie des autres

familles végétales? Le gui , des mousses , des lichens ,
des champignons appartiennent à cette catégorie.
Enfin , il est à la connaissance de tout le monde
que l'on observe des animaux qui se meuvent dans
la pulpe des fruits charnus , dans le suc des baies ,
et qui , même fréquemment, altèrent la tige des
arbres les plus robustes.

Ces considérations reposent sur des faits incon-
testables , et font naître aussitôt la pensée que les
seuls parasites que l'on n'a pas encore remarqués ,
seraient des végétaux qui naîtraient, vivraient et
périraient dans l'épaisseur ou dans les cavités des viscères des animaux. Puisque des faits constatent que
certains animaux sont particuliers à quelques plantes ,
et que d'autres animaux ne peuvent exister qu'au
sein d'êtres du même règne qu'eux , tandis que plusieurs végétaux ne vivent que sur diverses espèces
phytologiques qui leur donnent une sorte d'asile ,
pourquoi des corps présentant une organisation végétale ne seraient-ils pas propres au règne animal?
Aucun fait ne prouve-t-il ce mode de parasites non
encore signalé? Comme je crois avoir réuni des faits
qui , s'ils ne sont pas suffisans pour entraîner une
conviction complète , déposent du moins en faveur
d'une heureuse solution de cette question , je vais
les exposer et en établir la valeur. Les méditations
des savans pourront désormais s'exercer sur un nouveau sujet , et les recherches des laborieux investigateurs de la nature , fortifieront ou détruiront par
de nouveaux faits , non ceux que j'offre en trop petit

nombre, mais les inductions que j'en tire ; car, sous ce dernier rapport, je suis loin de décider d'une manière péremptoire, et je n'ai garde de vouloir imposer mon opinion ; l'erreur revêt trop souvent les formes de la vérité pour que deux ou trois observations puissent devenir la base de l'adoption d'un nouvel ordre de choses.

J'arrive aux faits.

1.° Le roi de Perse envoya à Buonaparte, parmi plusieurs présens, trois de ces corps particuliers que l'on trouve quelquefois en Asie, dans les voies alimentaires des quadrupèdes, et que nous nommons *bézoards orientaux*. La seule curiosité leur donne aujourd'hui quelque mérite ; ce qui, autrefois, en faisait le prix, était un usage pharmaceutique auquel on les avait crus indispensables, et qui s'était introduit comme celui d'une foule de substances exotiques ou bizarres. Leur forme était ovoïde, leur surface lisse ; bruns à l'intérieur, ils avaient une teinte d'un vert noir à l'extérieur. Tous offraient des couches concentriques irrégulières. Au centre de l'un d'eux on trouva un amas de paille et d'autres débris de végétaux ; au centre des autres étaient de petits brins de bois de la grosseur d'une épingle. Pesanteur spécifique : 1,463. Insolubles dans l'eau, l'alcool et l'acide hydro-chlorique affaibli, ils se dissolvaient aisément dans la solution de potasse, et la substance bézoardique était précipitée de cette dissolution par l'acide hydro-chlorique, sans qu'elle eut éprouvé nulle altération. A la distillation ils donnèrent les produits du bois; et il resta dans la cornue, une certaine quantité de charbon, qui laissa, par l'incinération, des traces de sulfate de soude, d'hydro-chlorate de soude, de chaux et silice. Il paraît ainsi qu'ils avaient tous les caractères de la fibre ligneuse pure. Ces bézoards n'ont pu s'être formés, selon BERTHOLLET, que dans l'estomac des animaux et non dans leurs intestins. (1)

2.° FOURCROY et M. VAUQUELIN ont analysé quelques bézoards orientaux, d'une composition analogue aux précédens. Tous ceux qui ont offert des principes différens étaient des concrétions biliaires. Ces mêmes chimistes ont examiné des bézoards fongueux qui sont formés, selon eux, de débris de *boletus igniarius*, déposés en couches et aglutinés par une matière animale. (2)

3.° M. CHAMPION, de Bar-le-Duc, médecin aussi recommandable par son savoir que par ses qualités sociales, et de l'amitié duquel je m'honore, remit à M. BRACONNOT, chimiste distingué de Nancy, mon estimable compatriote, une assez grande quantité de corps particuliers provenant de voies digestives d'une fille de 36 ans. L'analyse prouva que leur composition était la même que celle des bézoards ligneux étudiés par BERTHOLLET, FOURCROY et M. VAUQUELIN. La fille qui porta ces corps, présentait un aspect cachectique, souffrait

(1) Mém. d'Arcueil, T. II, p. 448.
(2) Annales du Musée d'hist. nat., T. IV, p. 333.

d'une aménorrhée et vomissait chaque jour du sang avec lequel les corps qui font le sujet de ce paragraphe, étaient rendus souvent et en quantité variable. La malade urinait très-peu, et, c'est depuis le ralentissement de la sécrétion des reins, que les bézoards ont paru avec l'hématémèse supplémentaire des mois. Le docteur CHAMPION s'assura par tous les moyens que lui suggéra sa rare sagacité, qu'aucune supercherie n'avait pu le mettre dans l'erreur. Lui-même m'a confirmé tous les détails que je donne, et il est assez avantageusement connu pour que son caractère soit d'un grand poids dans cette relation. Les bézoards qu'il observa, avaient la forme de pralines, et la grosseur de petites noisettes. Leur tissu, quoiqu'en général assez serré, paraissait en quelques endroits un peu poreux, à-peu-près comme les cellules de la moëlle des os. Ce qui est fort singulier et ce qui leur donne un caractère propre à exciter de nombreuses réflexions, c'est qu'ils offraient à une de leurs extrémités une dépression infundibuliforme, communiquant à un canal régulier qui régnait intérieurement dans leur longueur. (1)

4.° A ces faits je vais en ajouter un dernier qui m'est propre. Dans le mois de juin 1826, je fus appelé pour donner des soins à M.ʳ B......., malade octogénaire, affecté d'une constipation opiniâtre qui durait déjà depuis quinze jours, avec tous les accidens que détermine cet état. L'apparition de

(1) Recueil des travaux de la Soc. roy. de Nancy, de 1819 à 1823. — [Je possède quatre de ces bézoards.]

symptômes très-alarmans me détermina à extraire
immédiatement le stercus qui obstruait le rectum.
Je me servis pour y parvenir des moyens mécaniques
usités en pareil cas , assisté dans cette opération de
M. le docteur D u m o n t. En explorant les masses
les plus fermes qui se présentèrent , je sentis que
des corps durs leur formaient comme des noyaux ;
alors je ne songeai pas à m'assurer de leur nature ,
après l'extraction ; je les crus tout simplement
composés de matières fécales desséchées , ainsi que
cela arrive ordinairement chez les vieillards. Le lendemain , la garde malade me remit deux de ces corps
durs qui lui parurent assez remarquables pour m'être
présentés. Ils avaient , l'un la grosseur de la phalange
unguéale du pouce , l'autre le volume d'une forte
noisette. Tous deux étaient encroûtés d'une substance
jaune , assez friable , et répandaient une odeur bien
prononcée de matière fécale. Leur dessiccation à l'air
libre , les fit paraître un peu plus petits. D'abord
très-légers ils le devinrent de plus en plus par l'effet
de cette dessiccation ; j'ai omis de tenir note de leur
poids, et j'en ai perdu la mémoire. Aussitôt que
j'eus terminé cet examen , j'aurais désiré que l'on
fit des recherches dans la grande quantité de matières
stercorales qui avait été évacuée par le vieillard ;
mais, comme il arrive ordinairement, le tout avait
été jetté dans une fosse d'aisance. Certainement ,
ces matières contenaient encore un bon nombre de
corps semblables à ceux que je décris , car les masses
dures qui obstruaient le rectum étaient d'une abon-

dance étonnante. Un examen attentif me procura sur
ces corps les données suivantes. Ayant pressé entre
mes doigts le plus gros , la croûte jaune qui l'en-
tourait se fendilla et se sépara totalement, l'alcool
eut bientôt dissout cette croûte , qui se comporta
comme de la cholestérine souillée de bile. Alors la
surface des espèces de bézoards parut brune , iné-
gale et rugueuse; ni l'eau ni l'alcool ne l'attaquèrent;
un solutum de potasse resta sans action sur elle.
Ayant rompu ces corps j'y remarquai une structure
très-semblable à celle du liége; même consistance ,
même couleur , même légéreté , mêmes spongiosité et
élasticité. Comme dans le liége des stries poreuses ,
brunes , plus colorées par conséquent que le reste
de la substance , et d'autres non poreuses , plus
claires , presque incolores , se voyaient à la surface
des tranches entamées au couteau. Il est à remarquer
cependant , que la plûpart des stries d'une ou d'autre
espèce , convergeaient évidemment et se rendaient à
un point central qui occupait à peu près le milieu
de chacun de ces corps ; là elles se confondaient
confusément sans aboutir à une cavité. En vain j'ai
cherché à y découvrir des couches superposées, un fluide
particulier, des canaux etc. Les acides agirent sur eux
de la même manière que sur le liége ; mais plus vi-
vement attaqués par l'acide nitrique que ne le serait
ce dernier, ils y furent promptement dissous. Cette
analogie avec le liége , à la forme et à la direction
des fibres près, me fit soupçonner que M.ʳ B.......
avait avalé par mégarde ou volontairement de gros

fragmens de liège. Ce malade, qui appartient à la classe aisée de la société, et qui jouit du libre usage de ses facultés intellectuelles, m'affirma n'avoir jamais porté à sa bouche aucun bouchon ni aucune substance formée de liège, que d'ailleurs, vû sa débilité, il n'aurait pu précipiter d'aussi gros volumes dans son estomac. L'on n'avait employé pour combattre la constipation que des lavemens simples; et chose singulière, comme on ne prépare pas chez lui, les mets dont M. B....... fait usage, il se sert toujours de la même bouteille, munie du même bouchon depuis plus d'un an. Toute substance faite de liège, outre ce bouchon, n'entra jamais dans son domicile. Ajoutons que les fioles à médecine et les bouteilles de sirop qu'on lui apportait de l'officine du pharmacien, n'étaient couvertes qu'avec du papier. Quelles conclusions tirer de ces faits ? Résumons d'abord les opinions propres aux observateurs qui fournissent les faits qui viennent d'être relatés, puis nous exposerons notre opinion personnelle.

Berthollet semble attribuer les bézoards orientaux ligniformes qu'il analysa, à du bois réduit en pâte sous les dents des animaux qui les ont rendus, cette pâte s'étant concrétée dans leur estomac.

Fourcroy et M. Vauquelin paraissent avoir adopté le même sentiment. On ne peut révoquer en doute que cela puisse être ainsi pour les cas qu'ils ont examinés. Ces chimistes, en outre, prétendent que les bézoards fungiformes sont composés de débris de *boletus* mâchés par l'animal; mais ceci,

quoique vraisemblable, n'est pas prouvé suffisamment.

M. Braconnot, seul, présume que les bézoards
qu'il a analysés, sont le produit d'une sécrétion
gastrique ou intestinale. « En vertu de quelle puis-
sance, dit-il, (1) une matière dure et compacte,
du bois en un mot, a pu être sécrétée dans l'estomac ou dans les intestins?..... Serait-ce à l'aide
d'une matière muqueuse, analogue au *cambium* de
Duhamel, de laquelle la matière ligneuse s'est dé-
posée sous la forme de petits grains cristallins, pour
donner naissance à ces masses ligniformes? » Pour
rendre le sentiment de M. Braconnot admissible,
il faudra donc présumer que les bézoards subéri-
formes résultent de la concrétion d'un cambium particulier, et qu'un autre cambium, encore d'une
espèce spéciale, en se concrétant, a composé les cal-
culs fungiformes, car ceux-ci peuvent avoir une
même origine que les précédens, et ne sont peut-
être pas toujours le résultat de la conglutination de
substances avalées accidentellement. Toutes ces hy-
pothèses ainsi exposées ne sont pas satisfaisantes en
les appliquant aux faits que M. Champion et moi
avons recueillis.

Si nous voulions considérer l'opinion de M. Braconnot, comme un pas vers la vérité, et si nous
admettions un instant pour la forme de quelques
bézoards, non seulement une sécrétion d'une sorte

______

(1) *Loco citato.*

de *cambium*, mais bien un acte de végétation dans leur développement, nous admettrions que ces corps sont des espèces particulières de végétaux!...... Cette conclusion serait-elle naturelle ? Pesons-en la valeur. Au premier coup d'œil cette dernière manière de voir semble étrange et déraisonnable; cependant elle est assez bien déduite des faits , et repose sur des données aussi positives que la théorie des hy—datides; car on peut faire des végétaux avec nos bézoards , comme on a fait avec ces hydatides des animaux. Les caractères d'animalité ne sont certes pas plus prononcés dans les acéphalocystes, que les caractères phytologiques ne le sont dans les corps ligniformes du docteur Champion , et subé—riformes que j'ai signalés. Je ne parlerai pas des corps fungiformes que je ne connais pas assez pour rien décider à leur égard. On le sent , cependant , il répugne à l'esprit de croire à la production d'une sorte de plante dans une organisation animale , et cela , parce que jamais on n'a cité de cas de ce genre , et parce que l'on est plus sévère pour les attributs des végétaux que pour ceux des animaux. On vou—drait sans doute *voir pour le croire* , non une ébauche d'organisation , mais un arbre complet muni de feuilles ,.... et voir cet arbre s'échapper d'un corps humain , comme la Minerve que Vulcain fit sortir armée du cerveau de Jupiter. Cette espèce de préam—bule à la conclusion de ce mémoire, doit disposer l'esprit du lecteur au calme de la réflexion , dissiper tout sentiment d'exagération dans un sens comme dans l'autre, qui pourrait naître en lui, et l'amener à juger impartialement notre opinion.

Notons bien que les corps que nous examinons n'ont pas été avalés par les sujets qui les portaient, du moins ceux étudiés par MM. Champion, Braconnot et moi, et qu'il n'est pas prouvé que les bézoards fongueux observés par Fourcroy et Vauquelin résultaient d'une agglutination fortuite de particules de *boletus* accidentellement introduites dans l'estomac. Songeons que l'esprit cherche naturellement à se convaincre d'un mode d'intromission quelconque dans ces cas, mais que nous devons être à l'égard de ce mode un peu dans le doute, quand nous remarquons qu'autrefois on aurait fondé la théorie des vers intestinaux sur un semblable mode. Linnée et Scopoli confondaient le lombric des animaux avec le lombric terrestre; l'ascaride vermiculaire n'était, selon Van-Doeveren, autre chose que le ver qui dévore le fromage; d'après quelqu'analogie, on avait conclu une identité de structure, que Swammerdam reconnut pour être nulle. Il est sans doute raisonnable de rechercher d'abord si des corps étrangers intestinaux viennent du dehors, mais s'efforcer à vouloir le prouver, malgré les faits, pour tous les cas, dans la crainte de heurter les idées reçues et de se mettre en opposition avec la physiologie actuelle, c'est un tort. Comment dans les cas relatés par MM. Champion, Braconnot et moi, du bois et du liège se seraient-ils altérés de manière à offrir dans les corps vus par l'un de nous,

un *canal central*, et dans les corps que j'ai re‑
marqués, des *fibres convergentes*, fibres qui sont
toujours parallèles dans le liège? On doit donc, je
pense, m'accorder que certains bézoards se forment
dans le canal alimentaire, et y prennent une struc‑
ture spéciale que les affinités chimiques, seules, ne
peuvent donner. Cela adopté, ne me fera‑t‑on pas
aussi la concession, plus importante sans doute,
mais qui est la conséquence des deux précédentes,
que la *force d'association*, d'où est résultée la
structure des bézoards précités, ne peut être que
celle qui régit les êtres des degrès inférieurs de l é‑
chelle organisée?....... Pourquoi ces bézoards ne
seraient‑ils pas une espèce de cryptogames particu‑
liers aux mammifères, comme les hydatides leur sont
particulières? Quant au mode de production et de
multiplication de ces cryptogames, pourquoi nous se‑
rait‑il plus connu que celui de ces vers? Quant aux
caractères phytologiques, ceux de la truffe sont‑ils
plus saillans? La saine physiologie et la philosophie
moderne, condamneront‑elles ces inductions?

Selon ces données qui ont d'autant plus de valeur
qu'elles reposent plutôt sur des faits que sur de
simples raisonnemens, il me paraît convenable de
proposer d'admettre dans quelques bézoards, des
élémens tellement suffisans d'organisation végétale,
qu'on pourrait en former une famille de végétaux
intestinaux, composée de *tubers*, dont les genres
seraient le *ligniforme*, le *subériforme*, et peut‑
être le *fungiforme*.

Je livre ce court mémoire aux savans, avec le vif désir qu'ils nous éclairent par des recherches plus étendues que celles-ci, sur un sujet aussi digne d'intérêt qu'il est neuf; et je prie les lecteurs de ne pas juger sévèrement les idées que je viens d'émettre, puisque je ne les donne que d'une manière conditionnelle. En 1826, j'ai présenté ces idées à la *Société Linnéenne* de Paris, où elles furent l'objet d'un rapport verbal, dont les conclusions ne sont pas encore venues à ma connaissance.

TROISIÈME MÉMOIRE.

Ce TROISIÈME ET DERNIER Mémoire est relatif à la fonte et à l'absorption presque totale d'un enfant dans le corps de sa mère, ainsi qu'au mécanisme de la destruction du fœtus dans quelques circonstances.

Je fus appelé le 29 janvier 1825, près d'une cuisinière qui, étant restée imprudemment couchée dans une chambre où brûlait du charbon, hors de la cheminée, y fut trouvée asphyxiée. Tous les moyens de lui conserver la vie échouèrent. Elle succomba peu d'heures après avoir été secourue. Je procédai le lendemain à l'ouverture du corps, en présence de M. le docteur Dumont. Je remarquai l'état particulier du sang, que l'on a signalé comme résultant de l'action de l'acide carbonique : teinte noire, fluidité huileuse, formant une injection noire des viscères spongieux, etc. (1)

En explorant l'abdomen, je rencontrai, dans le lieu qu'occupe l'ovaire gauche, une masse arrondie, lisse, adhérente par la partie correspondante de la matrice à une circonvolution de l'intestin grêle. Voici

(1) Fontana.

ce qu'un examen minutieux me procura de remarquable sur son sujet. Elle avait à peu près 6 pouces de diamètre en tous sens ; elle était formée par un kiste fibreux , épais, contenant de la graisse consistante , d'une odeur nauséabonde, grumeleuse, jaunâtre , tachant fortement le papier gris , verdissant le sirop de violette et ramenant au bleu le tournesol. Au milieu de cette humeur animale, se trouvèrent :

1.° Une masse osseuse irrégulière, sans périoste sur une partie de sa surface, fixée fortement par un de ses points à la paroi interne du kiste. Deux dents molaires implantées dans son tissu ; sur le reste de la surface , périoste épais, coriace , rugueux , recouvrant une portion osseuse arondie. Des cheveux nombreux et très-longs adhérens à ce périoste, et deux taches noires déprimées ressemblant à des yeux de fœtus dans un degré inférieur d'évolution , mais sans autre structure que celle du périoste voisin.

2.° Une grande quantité de très-longs cheveux libres , non frisés, fins , d'un blond tirant également sur le roux et sur le chatain , (ceux du sujet étaient noirs, longs , non crépus, et les poils du pubis également noirs , mais courts et frisés.)

3.° Trois dents libres dont une incisive et deux molaires.

Cette découverte ne m'étonna pas , ayant déjà eu occasion de rencontrer une fois des dents seules , et une autre fois des cheveux seuls aussi ; mais ce

qui excita ma surprise , ce fut la membrane du kiste.
Son tissu n'avait cependant rien de particulier ; on y
voyait des fibres comme aponévrotiques ; une sorte
de membrane séreuse, lisse et polie en revêtait l'intérieur , excepté où avait eu lieu l'adhérence de l'os
décrit. Qui rendait donc cette membrane si remarquable ? c'était une éminence longue de 4 à 5 pouces ,
cylindrique, de la grosseur d'une plume à écrire ,
couchée sur l'un de ses côtés et adhérant intime-
ment à l'intérieur du kiste par ce côté ; ses extrémités allaient en diminuant insensiblement, et se
confondaient ainsi dans le tissu voisin. J'incisai avec
une grande attention , cette partie , dans toute sa
longueur , il en sortit une matière assez consistante
d'un vert clair, et qui offrait la forme d'un cylindre
facile à rompre , de sorte qu'elle remplissait la cavité
de l'éminence dont il vient d'être question , laquelle
éminence représentait un petit kiste à paroi fort mince.
Je délayai la matière verdâtre dans dé l'eau , elle ne s'y
dissolvit pas , mais y resta en grumeau ; le lendemain ,
après 12 heures de séjour dans cette eau , celle-ci
avait une teinte vert-brun. Trouvant que cette substance ressemblait à du méconium desséché , je soumis
son kiste à un examen anatomique exact , et je re-
connus qu'il consistait en une portion d'intestin grêle
reconnaissable et par une membrane muqueuse et par
des plaques gauffrées qui y étaient fort apparentes.
La tunique musculaire n'y pouvait être distinguée.
Le reste de la surface interne du kiste fibreux offrait ,

ça et là, des cheveux très-longs, adhérens par l'une de leurs extrémités portant un bulbe.

Je procédai ensuite à l'examen de l'utérus et du vagin (l'ovaire droit était sain). L'utérus était quadruple de son volume naturel, fort adhérent au kiste par sa corne gauche. Je ne pus y retrouver la trompe de fallope gauche, fondue ainsi que l'ovaire gauche dans les parois de ce kiste. L'intérieur de l'utérus, assez étendu, était recouvert d'une couche albumineuse; l'épaisseur de cet organe paraissait triple de celle qui lui est ordinaire, et son tissu était rougeâtre. Le vagin offrit des traces évidentes de défloration.

Les renseignemens que je pris sur la fille qui venait d'être le sujet de cette autopsie me procurèrent les notions suivantes :

Elle avait 27 ans, son tempérament était sanguin, et sa complexion osso-musculaire n'excluait pas un bel embonpoint; elle jouissait, du moins en apparence, d'une santé robuste. Son goût dominant la portait vers l'autre sexe, et l'on savait qu'elle avait eu plusieurs amans, soit à la fois, soit successivement, mais qu'aucune grossesse n'en résulta. On ne put apprendre si elle était réglée dans les mois qui précédèrent sa mort; des flueurs blanches l'incommodaient beaucoup. Rien ne fit présumer que sa mort fut le fruit d'une préméditation.

Tout naturellement je consignai dans mon portefeuille le fait que je venais d'observer, et j'en conservai les pièces anatomiques. Le kiste mis dans une

solution de deuto-chlorure de mercure, s'altéra tel—
lement que la portion d'intestin qui y adhérait ne
fut plus reconnaissable ; n'en faisant plus de cas, je
le jetai. La masse osseuse a été égarée chez un pharmacien où elle était restée quelque tems. J'ai encore
les cheveux et les dents.

On lit dans beaucoup d'auteurs des observations
d'os, de dents et de poils contenus dans des poches
accidentelles, qui occupent, le plus souvent, l'un
des ovaires ou même l'utérus, chez la femme, et,
dans l'un et l'autre sexe, diverses parties du corps.
Tantôt des os bizarrement conformés existent seuls
dans ces poches, ou bien l'on n'y trouve que des
poils, sans autres vestiges de solides organiques ;
tantôt des dents, plus ou moins régulières, s'y voyent
isolées ; ou enfin, des poils, des dents et des os s'y
rencontrent simultanément. Les quadrupèdes (1) ont
offert des exemples de semblables cas, et PENADA
(2) a décrit le fait intéressant d'un kiste rempli de
plumes, qui s'était déyeloppé près du cœur d'une
jeune poule. Ajoutons que les poils et les dents,
rencontrés hors de leur lieu naturel, ont la conformation des dents et des poils placés dans leur région
convenable.

Les savans sont partagés d'opinion sur l'origine et
le mode de développement de ces productions. La
science réclame encore à leur égard, l'attention des

(1) Bianchi, *De Generatione.*
(2) Saggio di observazioni e Memorie. V. 11.

physiologistes. Ce sujet nous fait sentir combien il faut de recherches et de travaux pour asseoir sur des faits obscurs un jugement tel qu'il satisfasse tous les esprits ; aussi ce n'est qu'en signalant ces faits à mesure qu'ils s'offrent à l'observation , et en les faisant cadrer avec leurs analogues , qu'on peut y arriver. Ces réflexions m'ont engagé , en publiant le cas précédent qui s'est présenté à moi avec les caractères que l'on assigne aux productions que j'ai désignées , à exposer dans un mémoire le résultat de mes études sur les os , dents et poils enkistés. On n'y verra pas tous les faits analogues , ils sont trop nombreux pour les produire , et trop connus pour qu'il soit besoin de les citer ; mais on y trouvera un résumé de leurs caractères principaux , et des théories auxquelles ils ont donné lieu. Je me suis permis de modifier les sentimens des auteurs dans ce travail , et d'établir une manière de voir , si non différente , du moins plus régulière et plus naturelle que celles que l'on adopte assez généralement, et cela en dissipant des doutes et des incertitudes sur plusieurs points obscurs. Pour les sources où j'ai puisé, j'indiquerai les Mémoires de J. F. Meckel (1) , et la thèse de M. Lachèze (2) qui m'ont fourni les moyens de

(1) Mémoires sur les dents , les os et les poils qui se développent accidentellement dans le corps. [Journal compl. du Dict. des Sciences médicales , T. 4.]

(2) De la duplicité monstrueuse par inclusion , ou des fœtus incorporés dans d'autres individus. [Thèses de la Faculté de Paris , 1823.]

recourir aux auteurs originaux dont j'ai eu besoin.

Les dents, les poils et les os que l'on a vus rassemblés ou isolés, au milieu de *kistes* ou *poches organisées* situées dans l'ovaire (pour la grande majorité des cas), dans la matrice ou dans d'autres parties du corps, principalement l'abdomen , sont toujours environnés d'une graisse d'odeur fade, qui ramène au bleu le tourne-sol (1); la consistance de cette graisse est stéatomateuse ou cérumineuse; elle est molle ou presque liquide , et quelquefois comme solide ; son abondance varie ; tantôt, les corps organisés qui y sont plongés , paraissent libres de toute connexion avec le kiste, qui est membraneux, fibro-cartilagineux ou en partie osseux ; tantôt, ils ont des attaches plus ou moins nombreuses, plus ou moins intimes.

Les *poils* enkistés sont quelquefois , en apparence , dénués de racines , et dans d'autres cas ils offrent un bulbe évident ; le plus souvent ils forment des paquets isolés. On les trouve libres ou implantés en tout ou en partie , soit sur les masses osseuses avec lesquelles ils peuvent coexister, soit sur les parois du kiste. Leur longueur est parfois considérable. Chez l'homme ils ont plus de ressemblance avec les cheveux qu'avec les poils. Leur couleur n'est pas toujours en rapport avec celle des cheveux du sujet; il est même arrivé que l'on en a vus de différentes couleurs mêlés ensemble.

(1) Journal de Chimie médicale , T. 1.

Les *dents* beaucoup moins communément obser-
vées dans les kistes que les poils, occupent, ainsi
que ceux-ci, fréquemment les ovaires, surtout l'un
d'eux seul. Elles sont d'ordinaire accompagnées de
poils et d'os, alors implantées en partie dans ces
derniers ; mais en cas contraire, elles sont libres d'in-
sertion ou fixées sur les parois molles du kiste. Les
unes n'offrent qu'une couronne, encore peu avancée
dans sa formation ; d'autres ont une racine telle qu'en
ont les dents de lait ; il en est qui ressemblent aux
dents permanentes ; certaines sont des incisives,
tandis que plusieurs sont des molaires ou des canines.
Leur nombre varie d'une à trente environ ; s'il y en a
quelques-unes de plus, on trouve alors un mélange de
dents temporaires et de dents de remplacement. Cependant, P L O U C Q U E T et A U T E N R I E T H (1) ont disséqué
une femme de vingt-deux ans, stérile, dont l'ovaire
pesant plus de vingt livres, renfermait au-delà de trois
cents dents, outre une multitude d'os informes,
dentelés, disséminés, les uns dans des noyaux car-
tilagineux, les autres dans des membranes abon-
damment pourvues de vaisseaux. On en a vues qui
pourraient être confondues avec celles qui ont ap-
partenu à un enfant à la mamelle ; on en a vues
aussi de comparables à celles d'un jeune homme
de 15 à 16 ans. Ces dernières, lorsqu'elles se rencontrent avec les premières, semblent le plus souvent
être adhérentes et avoir déterminé la chûte des
autres, espèces de dents de lait, pour en prendre

(1) Reil's Archiv. fuer die Physiologie , T. vij.

la place. Il est encore à remarquer que non-seulement les dents accidentelles et enkistées sont de plusieurs ordres et de plusieurs formations, mais aussi qu'elles observent la même proportion dans leur quantité et leur qualité relatives que celles dont le sujet est pourvu dans la bouche. Leur pousse semble avoir lieu comme dans cette cavité, en commençant par les incisives, finissant par les molaires après la venue des canines. Elles ne sont pas cependant toujours bien régulièrement conformées.

Les os enkistés affectent mille formes variées, tantôt on peut les comparer à une roche (1), à des masses articulées, à des apophises stiloïdes fixées sur une de ces masses etc. ; tantôt on leur a trouvé une ressemblance plus ou moins frappante, avec quelques parties du squelette. Ils sont sans périoste, ou revêtus d'une sorte de membrane qui tient lieu de ce dernier. Parmi eux se trouvent par fois des cartilages ou des tissus fibreux. Leur substance souvent éburnée, rarement spongieuse, n'offre aucune structure régulière, elle varie dans chaque sujet. Leur volume peut aller depuis celui de l'ongle, jusqu'à celui de la tête d'un jeune enfant.

Il convient maintenant de rechercher quelle est sur la production des poils, dents et os enkistés, l'influence des sexes, de l'âge, et de l'acte vénérien exercé auparavant, ainsi que l'effet produit sur l'é-conomie par la présence de ces corps.

(1) Baudeloque, Traité des accouchemens, § 1953—1964.

Le sexe en offre la grande majorité, et alors leur siége presque constant se trouve dans les ovaïres, ou près d'eux, ou dans la matrice, ou dans le voisinage de cet organe.

L'âge n'influe guères sur leur formation; cependant, quoique des enfans naissans et des adolescens en aient présenté beaucoup d'exemples, il est de fait que les adultes et les vieillards en fournissent un nombre incomparablement plus grand.

L'acte sexuel a été exercé par la plûpart des femmes chez lesquelles on a rencontré ces productions, ou qui les ont rendues, soit par les voies de la génération, soit par l'ouverture d'un abcès. La virginité de plusieurs femmes dans le même cas pathologique, a néanmoins été prouvée.

La présence de ces productions ne trouble pas ordinairement les fonctions, pas même celle de la génération, à moins que leur volume ou leur poids ne soit considérable, ou bien que, situées dans la matrice, elles n'irritent l'organe, enfin, que placées du côté soit de la vessie, soit du rectum, elles n'occasionnent une gêne mécanique dans les excrétions dont sont chargées ces cavités musculo-membraneuses. On a vu des femmes éprouver par l'effet de cette présence, des accès d'hystérie, ou d'épilepsie; d'autres rester dans un état perpétuel de langueur; il en est qui ont senti une tumeur fluctuante se développer dans les régions du bassin, et les os, les dents et les cheveux enkistés s'échapper par le moyen d'une longue fistule qui s'établissait ; quelques-unes en ont été débarrassées par une sorte d'accouchement ; alors une santé parfaite succédait à cet effort de la nature. D'autres fois la tumeur s'est ouverte en dedans , et la mort s'en est suivie.

De quelle manière se forment les poils , les dents et les os précédemment examinés?

Il paraît évident à tous les auteurs que ces parties se produisent dans le lieu même qu'elles occupent , et qu'elles n'y sont jamais déposées , soit après avoir été avalées accidentellement ou volontairement , soit après avoir été introduites de toute autre façon. CHESTON—BROWN (1) et CLEGHORN (2) ont en vain proposé cette dernière étiologie pour deux cas , on ne l'a pas admise.

Selon quelques écrivains , les productions accidentelles qui nous occupent , sont des parties surnuméraires , produites par le même acte fécondateur que celui qui a créé le corps dans l'intérieur duquel elles s'observent. C'est l'opinion de TUMIATI , qui a eu peu de partisans. Suivant d'autres , elles sont les débris d'un fœtus inclus par pénétration (3).

Des auteurs ont cru devoir admettre que ces substances se développaient dans un organisme déjà formé. C'est cette opinion qui , diversement modifiée , a été adoptée par le plus grand nombre. Ainsi ,

(1) Pathol. inquiries , p. 47.

(2) Transaction of the Irish acad., vol. 1 , p. 73.

(3) Thèse citée , de M. Lachèze.

quelques-uns croyent que le coït est indispensable
à leur développement, et qu'elles sont les produits
d'une grossesse extra-utérine, soit des débris d'un
fœtus régulièrement conformé selon Cleghorn
(1) et Haller (2), soit le résultat d'un effort
avorté, pour donner naissance à un fœtus, lequel,
par la génération incomplète qui a eu lieu, n'ayant
pu se former en totalité, ne consiste qu'en os, dents
et poils. Tel est le sentiment de Coley (3). J.-F.
Meckel (4) pense que l'irritation contre nature
des organes génitaux, suffit peut-être pour déterminer cette génération partielle sans conception dans
quelques cas.

Treviranus (5) considère toutes les concrétions des ovaires comme le résultat d'un état maladif
de ceux-ci.

Il est peu difficile de réfuter l'assertion dénuée
absolument de preuves de M. Treviranus, et de
démontrer qu'une altération pathologique ne peut
déterminer la formation d'une série de parties organiques; il est donc inutile de s'arrêter à discuter
l'opinion de ce savant. Disons-en de même de celles
de Cheston-Brown et de Cleghorn. Quant aux
autres opinions, leur importance et les raisons sur

(1) Loco citato.

(2) Physiolog., T. 8, p. 47.

(3) Edimb. med. and. Surg. Journal, vol. 11, N.° 8.

(4) Journal compl., T. 4.

(5) D'après Meckel. Loco citato.

lesquelles on les appuie, les rendent de quelque valeur; ainsi j'y ai puisé une partie des miennes.

Les kistes, renfermant des dents, des poils et des cheveux, isolément ou simultanément, sont, selon moi, le résultat d'une destruction particulière du corps d'un fœtus produit par génération. Cette manière d'envisager la théorie des corps organisés enkistés, soit des ovaires, soit des autres lieux où ils apparaissent avec le même aspect, est tout-à-fait en harmonie avec les principes d'une saine physiologie; car, d'une part, si nous pouvons prouver qu'il existe un rapport d'organisation entre un fœtus facilement reconnaissable et une réunion de masses osseuses informes, de dents et de poils, et qu'entr'eux il existe des états intermédiaires; si nous faisons voir l'altération de ce fœtus se prononçant de plus en plus jusqu'à le rendre méconnaissable, et en tout semblable aux corps accidentels désignés, nous aurons démontré évidemment que ces mêmes corps ne sont que des débris de fœtus, lesquels, par suite, peuvent, étant encore plus profondément altérés, disparaître totalement.

Si, d'autre part, nous pouvons prouver que tous les kistes signalés occupent toujours les lieux où l'on voit quelquefois des fœtus complets ou facilement reconnaissables; si nous mettons hors de doute leur origine par voie de génération, et cela, tant en considérant la situation relative de ces kistes avec les organes génitaux, que l'affinité d'organisation qui existe entre les os, les poils, les dents que contiennent ces kistes et ces fœtus , nous aurous démontré que les os , dents et poils enkistés , ont toujours primitivement constitué un fœtus , lequel a été logé dans le corps où on les observe , tantôt par emboîtement de germes ou pénétration d'embryons , pour les cas où le fœtus que représentent les parties enkistées , est frère du sujet qui les porte , tantôt par reproduction dont le pro-- duit reste dans la femme qui l'a conçu , pour les cas où le fœtus que représentent les parties enkistées est fils du sujet qui les porte.

Rendons ces présomptions évidentes.

A. *Faits qui constatent les rapports d'orga-- nisation qui existent entre des fœtus ou des parties provenant manifestement de fœtus , et les poils , os, et dents enkistés.*

Procédons de l'état dans lequel le fœtus est ap-- parent , et arrivons de degré en degré jusqu'à l'état dans lequel le fœtus est détruit , à l'exception soit de quelques dents , soit d'une petite quantité de cheveux.

Première Observation. — La femme d'un serrurier de Tscheplau , près Glogau , accoucha en 1817 d'un fils bien portant. A l'âge de cinq mois , l'enfant commença à uriner difficilement. M. Lambé , chirurgien , le visita , le circoncit pour le débarrasser d'un phimosis congénital , et respecta une tumeur dure au testicule droit; celle-ci acquit au bout d'un mois un volume énorme , elle descendait jusqu'aux genoux. On lia l'organe tuméfié près de l'anneau; la chute de la tumeur se fit bientôt, et l'enfant guérit. On trouva dans le testicule un fémur bien conformé, et plusieurs os unis par des muscles et du tissu cellulaire, de manière à représenter le bassin, le membre inférieur droit et des rudimens de vertèbres lombaires d'un fœtus de quatre mois; à la partie supérieure du sacrum on voyait quelques petites glandes sébacées et des duplicatures de la peau. Ce fait a été observé par le docteur DIETRICH et communiqué par le professeur FRIEDLANDER (1).

2.ᵉ, 3.ᵉ et 4.ᵉ OBSERVATIONS. — Un jeune homme âgé de 16 ans mourut après avoir éprouvé dans l'abdomen des douleurs atroces, dont on ne put reconnaître la nature pendant la vie du malade. A l'ouverture du cadavre, on trouva dans l'abdomen une vaste tumeur enkistée, renfermant un fœtus altéré, manquant de tête, mais dont les autres parties du corps étaient assez bien conservées. C'est *Nat.* HIGMORE qui a décrit ce fait (2) — Le fœtus trouvé dans le corps de Bissieu, mort à 13 ans, près Verneuil, et examiné par MM. CUVIER, RICHERAND, *Alphonse* LEROY, BAUDELOQUE, JADELOT et DUPUYTREN, était analogue à ce fait (3). — Le docteur YOUNG (4) a publié une observation du même genre. Il en

(1) Revue médicale, année 3.ᵉ, vol. 8, p. 361.

(2) Case of fœtus found in the abdomen of a youngman 1815.

(3) Bulletin de la Société de médecine, 1.ʳᵉ année, p. 4.

(4) Journal de médecine, T. XX ; Juillet 1810.

est plusieurs autres de relatées dans des écrits périodiques.

5.ᵉ Observation. — On doit à *Edward* Philippe (1) l'observation curieuse d'une fille de 3 ans, dont l'abdomen se gonfla, ce qui entraîna la mort de l'enfant. On trouva, à l'ouverture du ventre, contenu dans son intérieur, un kiste plein de pus où nageait une jambe de fœtus, avec tous ses muscles; des os assez petits étaient attachés aux parois du kiste par une substance musculaire.

6.ᵉ Observation. — Laflize (2) vit une fille de 18 ans, vierge et seulement menstruée depuis quatre mois, qui portait une tumeur douloureuse entre l'épine antérieure de l'os des îles et la dernière fausse-côte. Au bout de trois mois la tumeur avait acquis la grosseur du poing; on l'ouvrit, il en sortit du pus séreux, mêlé à une substance semblable à du miel, et onctueuse. A la profondeur de 6 pouces on sentait un corps du volume d'un œuf, qu'on ramena vers la plaie et qui parut être un peloton de poils. Chaque jour on retira encore quelques poils fort longs. Le pus devint enfin de plus en plus noir et âcre. Dix-neuf jours après la première incision, on dilata la plaie et l'on fit l'extraction d'un corps irrégulièrement arrondi, large de deux à trois pouces, et long de quatre. Ce corps renfermait dans son centre, un noyau osseux analogue à l'os ma-

(1) Méd. chirug. Transactions etc., Vol. 6, p. 124.

(1) Bacher, Journal de méd. Juillet 1792, p. 301.

xillaire, et couvert à sa partie supérieure de peau,
de poils et d'une substance charnue, molle et spongieuse. Par-dessous il ressemblait aux bords alvéo-
laires et à la portion palatine. En cet endroit il était
entouré d'un côté jusqu'à moitié, d'une espèce de
gencive, mais de l'autre côté il adhérait au moyen d'un
pédicule. Sur le contour de la surface palatine on aper-
cevait huit dents, six molaires, une canine et une incisive, qui avaient parfaitement la grosseur de celles
d'un adulte. En outre, on distinguait le sommet d'une
molaire et celui d'une incisive qui perçaient à peine.

7.ᵉ Observation. — Schurigt (1) vit sortir
d'un énorme abcès abdominal, suite d'une affection
d'enfance congénitale (une fille de quinze ans et
vierge était la malade) des os, des cheveux, des
dents et une substance musculo-membraneuse.

8.ᵉ Observation. — Une tumeur occupant la
région voisine de l'un des ovaires chez une jeune fille
de quinze ans, vierge, fut ouverte par M. Schnetzer
(2); elle renfermait deux incisives, deux canines et
deux molaires libres, et deux incisives enchassées
dans un os analogue à une mâchoire, divers os
ayant une ressemblance éloignée avec quelques-uns
de ceux de l'homme et plusieurs poils libres.

9.ᵉ Observation. — M. Breschet rencontra
dans un des ovaires d'une petite fille de deux à trois

(1) Lentin, Obs. med. Fasciculus, 1764, p. 59.
(2) Abhandl. Der schwed. acad., T. XX, p. 173, et
Meckel, Journal Complém. du Dict. des Sciences médicales,
T. 4, page 135.

ans , une masse graisseuse , et au milieu de cette masse il découvrit plusieurs dents. (1)

10.ᵉ Observation. — Une femme se plaignait depuis cinq ans de douleurs dans l'hypogastre ; cinq mois avant sa mort elle eut une suppression accompagnée d'ischurie et de douleurs dans le dos , qui se propageaient jusqu'à l'aine. A l'ouverture du corps , on trouva un embryon dans la matrice ; mais en même tems l'ovaire gauche avait acquis le volume d'un œuf d'oie , il était ossifié à sa partie supérieure et rempli de graisse. La partie ossifiée renfermait un embryon à demi ossifié de trois mois , et quatre masses osseuses , dont trois représentaient autant de dents molaires , et dont la quatrième figurait une canine , ayant toutes les quatre la même grosseur que chez un adulte. (2)

11.ᵉ Observation. — Osiander (3) conserve un sac membraneux qui sortit après un enfant , et qui , indépendamment d'une grande quantité de graisse , renfermait un os informe , analogue à une mâchoire inférieure , avec cinq dents et de longs poils.

12.ᵉ Observation. — Une femme bien portante et mariée depuis environ neuf ans , fut atteinte d'une fièvre quarte pendant laquelle disparurent les règles qui se rétablirent au bout de dix-huit mois , mais d'une manière fort irrégulière. Bientôt se manifes-

(1) Lachèze , thèse citée.

(2) Jœger Schmid.

(3) Epigr. in compl. Musei. anat. ret. N.º 20 , p. 29.

tèrent les signes d'une hernie ombilicale, puis des douleurs violentes dans le bas ventre, et enfin, près du nombril, une tumeur à l'ouverture de laquelle sortit un corps charnu qui portait une dent incisive. La malade mourut cinq ans après la première invasion des accidens. A l'ouverture du cadavre on trouva dans l'abdomen un sac adhérent à tous les viscères, ouvert en dehors, et contenant un corps très-irrégulier, long d'un demi-pied à peu près, qui communiquait avec la substance échappée au dehors de la plaie. Ce corps formé de trois lobes, était revêtu en dehors d'une couche membraniforme ; parsemé en divers endroits de dents et de poils, il était composé intérieurement de kistes pleins d'un fluide clair, de paquets d'une substance cérébriforme et lardacée, dont la dernière renfermait un grand nombre de poils sans racines, et enfin, d'os informes dont quelques-uns ressemblaient à des mâchoires, et qui portaient également des dents de différentes espèces, la plûpart dépourvues de racines et fort peu adhérentes aux os. Scorteggiana a donné la description de ce cas. (1)

13.ᵉ Observation. — Sampson, Birch et Tyson (2) ont observé une femme qui, venant d'accoucher d'un enfant mort, fut délivrée immédiatement après d'une masse amorphe, formée d'os, de poils et de dents. A la partie supérieure de

(1) Memorie della societa italiana di Verona, T. XIV, P. 11, page 305.
(2) Philos. Trans., N.° 150.

cette masse se trouvait un os arrondi , qui avait trois
pouces et demi de diamètre , et qui était couvert
d'une membrane épaisse et charnue , parsemée de
poils. A sa pointe on voyait un cercle de 8 dents
machelières , régulièrement conformées , qui entou-
raient un enfoncement en cul-de-sac. A ce premier
os en était attaché un second , dans lequel se trouvaient implantées , un peu plus profondément , cinq
autres dents molaires , dont quatre bien rangées , et
la cinquième hors de ligne. Toute la masse était ren-
fermée dans un grand kiste rempli de mucosité ,
lisse et rouge en dehors , et aussi épais que le scro-
tum. De ce kiste sortait , un peu au-dessous des os ,
une grosse boucle de poils bruns , qui communiquait avec une multitude de poils jaunes , attachés
à la paroi inférieure du sac situé en face de l'os.

14.ᵉ et 15.ᵉ Observations. — Ruisch fait
mention d'une femme qui mourut à la suite d'une
longue hydropisie : son épiploon , dont l'épaisseur
égalait partout celle du doigt , et qui adhérait inti-
mement au péritoine , renfermait une tumeur formée
par une masse blanche et putacée , ainsi que par
des cheveux crépus et comme feutrés (1) — Wins-
hip trouva dans le bas ventre d'une femme de
trente-quatre ans , trois sacs d'un volume considérable. Le plus grand s'étendait du rebord du bassin à
la région de l'estomac. paraissait formé par de la lymphe
coagulée , et avait des parois épaisses d'un pouce et

____

(1) Obs. an-chir. Obs. 18 , p. 23.

demi. Il renfermait beaucoup d'hydatides et de liquide
fétide. Entre la matrice et le rectum existait un second sac de la grosseur de la tête d'un enfant, qui
contenait à sa partie supérieure, un fluide particulier puriforme, et à celle inférieure une masse
stéatomateuse, mêlée de poils dont la longueur al-
lait jusqu'à un pied et demi. Auprès de ce sac il y
en avait un troisième demi-osseux, plein de graisse
et de cheveux. Les poils y étaient d'un rouge clair,
tandis que les cheveux et les poils du pubis avaient
une teinte noire. (1)

16.ᵉ Observation. — Vicq-d'Azir lut, le
premier décembre 1776, à l'Académie des Sciences,
une observation recueillie par M. Chevreul, d'An-
gers (2). Une demoiselle avait toujours joui d'une
bonne santé jusqu'à l'age de 50 ans. A cette époque
elle ressentit des douleurs dans la région hypogas-
trique; ses règles cessèrent; il s'établit un écou-
lement qui, de blanc et lymphatique qu'il était,
devint, malgré tous les moyens mis en usage, pu-
rulent, puis sanieux; l'orifice de l'utérus était dur
et squirrheux, adhérent au côté droit. La malade
tomba dans le marasme, et mourut après six ans
de souffrances. A l'ouverture, M. Chevreul trouva
l'utérus distendu, dépassant de trois travers de doigts
l'os pubis, et contenant un corps ovoïde, composé
d'une espèce de pâte entremêlée de beaucoup de

(1) Mém. of the London med. Soc., Vol. 2, p. 368.

(2) Hist. de l'Académie des Sciences, année 1796, p. 700.

poils, que l'on reconnut être d'un pied de long.

Les faits précedens établissent d'une manière qui me paraît évidente, que les poils, dents et os enkistés sont primitivement des fœtus entiers ou incomplets dont les parties ont été progressivement altérées par un séjour prolongé et forcé au milieu d'une organisation étrangère. On voit dans ces faits des états intermédiaires de l'altération, et les diverses phases par lesquelles celle-ci passe avant de n'être plus, ou qu'une masse osseuse, soit isolée, soit armée de dents, soit entourée de cheveux, ou bien simplement, tantôt que des dents seules, tantôt que des cheveux uniquement.

B. *Mode physiologique que suit l'organisme pour rendre la présence de certains fœtus morts, peu préjudiciable à l'économie ; et en particulier, du mécanisme de leur destruction par la formation d'un kiste qui les séquestre.*

Lorsqu'un fœtus situé hors de son lieu naturel, est mort, ou incomplet, ou pressé par une tumeur, même par un autre fœtus, il est ainsi placé hors des cas ordinaires ; l'organisme tend à rendre sa présence moins préjudiciable au sujet qui le porte, et il y arrive par trois moyens. Le premier, en expulsant le fœtus directement par les voies naturelles, ou indirectement par une issue artificielle. Le second, en le conservant, quelquefois même intact dans ses formes, après l'avoir converti en une substance, non seulement inaltérable, mais aussi non-mortifère par elle-même. Le troisième, en en déterminant l'absorption, et pour cela en formant autour de lui un kiste qui le séquestre. C'est par de semblables moyens que l'organisme agit contre tous les corps, soit étrangers, soit non étrangers, mais devenus nuisibles à l'économie. On remarque donc en ceci qu'il ne dévie pas de sa marche ordinaire.

Premier moyen. On connaît une foule d'exemples des modes d'expulsion de fœtus placés accidentellement hors des cas ordinaires, et dont la viabilité est ainsi devenue impossible. Tantôt, étant logé dans un ovaire, au voisinage de l'utérus, ou même dans l'une des trompes. il se fait une ulcération du côté de la matrice, ou de la vessie, ou d'un point du gros intestin, le fœtus s'échappe par ces voies en morceaux. Tantôt. le kiste qui le renferme s'enflamme, suppure et s'ouvre ; si c'est au-dehors du corps, l'individu est ordinairement sauvé ; si c'est au dedans, sa mort en est la suite immédiate. Le fœtus, dans tous les cas, s'offre presque méconnaissable. Je possède une observation de mon aïeul, (1) qui retrace une circonstance particulière de déformation d'un fœtus, lequel pressé dans l'utérus par un jumeau, périt et resta près de son frère jusqu'à l'époque de l'accouchement. Cette observation est assez intéressante pour trouver place ici ; elle a un rapport trop évident avec le premier moyen qu'emploie l'organisme en faveur des individus tourmentés par la pré

(1) Le même qui soumit à un examen médical le malheureux *Daudiche*. (Voyez pages 24, 31 et 32.)

sence insolite d'un fœtus irrégulier, mort ou mal situé, pour que je ne cède pas au désir de la publier.

Madame C....... accoucha, après une grossesse qui n'offrait rien de particulier, d'un enfant bien portant. Le placenta et les membranes ne tardèrent pas à être expulsés. Le chirurgien explora alors l'intérieur de l'utérus, selon sa coutume, pour s'assurer qu'aucune partie étrangère n'y restait. Sans discuter si cette pratique est convenable, ou si l'on doit négliger d'y avoir recours dans les cas ordinaires, cette fois elle eut un avantage marqué. M. Denis ne tarda pas à rencontrer près de l'orifice utérin, un corps dur, tranchant et alongé. Il en fit l'extraction. Ce corps ressemblait, au premier regard, à un morceau d'amadou, long de sept pouces et large de trois, dentelé irrégulièrement sur les bords; mais, si une couleur brune, un aspect légèrement tomenteux et une forme aplatie faisaient naître cette comparaison, un examen attentif en prouvait le peu de justesse. On distinguait parfaitement dans ce corps toutes les parties d'un fœtus; les membres, la tête, le tronc, les traces des côtes, des yeux, du nez, de la bouche, s'y trouvaient. Le tissu en était coriace, rénitant; aucun point n'y paraissait osseux. En un mot, c'était là un fœtus de quatre à cinq mois qui, ayant été comprimé par un jumeau, avait péri et s'offrait sous la forme décrite. L'accouchée une heure après la délivrance, se plaignit de chaleurs au visage, d'envies insurmontables de dormir; M. Denis pensa que cet état était dû à quelqu'autre corps étranger coutenu dans l'utérus ; il y porta la main de nouveau, et en ramena un morceau charnu, de la grosseur d'une forte aveline, de la couleur de la chair du veau, assez dense et qui ne parut être que l'arrière-faix du fœtus aplati.

Deuxième moyen. Qui n'a lu des observations de fœtus réduits en gras de cadavre, et gardés dans l'utérus, ou hors de cet organe, pendant grand nombre d'années, par des femmes qui n'en ont éprouvé, les unes que de légères incommodités, les autres que des accidens assez peu inquiétans, puisqu'elles n'en continuaient pas moins leurs travaux? On peut expliquer le phénomène de la transforma-tion en gras de cadavre du corps d'un fœtus, de même qu'on peut expliquer la transmutation en ce gras des sujets décédés, placés dans certains cimetières, lieux humides et privés d'air. C'est à la réaction chimique des principes constituants des tissus, que cet effet est dû. L'action vitale n'entre pas comme auxiliaire dans ce phénomène ; il est tout à fait du domaine des lois inorganiques.

Troisième moyen. C'est dans ce moyen que les actions vitales se montrent comme causes uniques des effets qu'il produit. Il s'établit autour du fœtus un kiste, par le mécanisme connu de la conden-sation des parties autour des corps étrangers et de l'organisation des poches qui enveloppent ces derniers dans bien des cas. Une sorte de séreuse revêt l'in-térieur du kiste, cette membrane offre cependant, jusqu'à un certain point, l'aspect d'une muqueuse accidentelle. Le fœtus, avant de périr contracte des adhérences avec un point plus ou moins étendu des parois kistiques; le fluide qui est interposé entre celles-ci et le fœtus, macère le corps de ce dernier. C'est le bénéfice de l'adhérence que je note, qui entretient la nutrition du fœtus; car, si cette adhérence ne se formait pas, la conversion en gras de cadavre de ce fœtus ou sa putréfaction et une inflammation purulente de son kiste, seraient les phénomènes qui auraient lieu. On peut consulter les observations qui sont citées plus haut et celles rapportées par les auteurs, pour se convaincre que, dans les premiers tems, c'est-à-dire quand les parties du fœtus sont encore distinctes, on remarque une adhérence entre ces parties et le kiste. Dans une période avancée on voit même qu'une portion des parois de ce dernier, est formée par des débris de fœtus, c'est ce qui, selon moi, cause l'implantation de cheveux sur ces parois, de dents dans leur épaisseur et d'os dans quelques-uns de leurs points. La réaction des chairs, baignées des fluides que secrète le kiste, amène lentement une transformation en graisse. La végétation d'une partie de ces chairs, des os, des dents et des cheveux, provient des communications vasculaires qui y entretiennent une vie obscure; mais, ne pouvant lutter avec avantage contre l'action dissolvante des fluides sécrétés et la force d'absorption des parois du kiste, cette végétation s'affaiblit peu à peu. Dans les derniers tems il reste des os, des dents, des cheveux et de la graisse, ce sont les parties les plus

réfractaires ; enfin , leur fonte successive a lieu
et dans l'ordre de leur altérabilité. Aussi les dents
résistent ordinairement plus que les os , et les cheveux plus que les dents. Quant à la graisse, sorte
de gras de cadavre modifié , elle doit plus tard être
également absorbée. Selon moi, on peut donc déterminer la période de l'altération d'un fœtus par
l'inspection de ses débris. Lorsque l'on trouve
beaucoup de dents , c'est que plusieurs fœtus se
rencontraient ensemble dans le kiste. L'observation
de F A T O R I (1) qui vit deux fœtus dans un nouveau
né, nous prouve que telle doit être la cause de ce
phénomène. Pourquoi les dents et les cheveux
s'accroissent ils encore , tous les autres organes dépé-
rissant ? On répond à cette question que les dents
et les cheveux , généralement, végètent plutôt que
de croître avec une vie animale et qu'il leur suffit
dans ces kistes, de conserver leur implantation pour
continuer à grandir , ce que leur résistance aux actions dissolvantes rend encore plus facile à comprendre.

Le cas que j'ai décrit en commençant ce mémoire
et qui en est devenu l'occasion , est , non seulement ,
une preuve que les os, dents et poils trouvés dans
des kistes sont des débris de fœtus , mais aussi il
donne l'exemple d'un degré particulier de l'altération, degré fort remarquable en ce que l'adhérence
d'un intestin , sans doute contractée au moyen de
vaisseaux et de nerfs suffisans pour y entretenir
convenablement la structure, sauva une portion in-

(1) De feti che racchindono feti, etc. Pavie 1815.

testinale de la dégénération et en empêcha l'absorption. La présence de cet intestin , fournit une preuve
convaincante de l'origine des pièces qui l'accom-
pagnaient , et , par conséquent , de toutes celles qui ,
entièrement analogues , se rencontrent dans des
kistes.

*Ainsi que les fœtus presqu'intacts ou plu^s
ou moins détériorés , les os , dents et poils enkistés que j'ai montré n'être que le dernier terme
de la désorganisation d'un fœtus , sont le produit de l'action des organes sexuels.*

Je ne veux pas discuter si l'excitation génitale so-
litaire de la femme peut déterminer la vitalité de
quelques élémens organiques , renfermés , dit--on ,
dans les ovaires; ni disserter sur la question de savoir si des parties vivantes , mais irrégulières , peuvent
être , chez certains individus , tantôt le produit
avorté d'un coït trop imparfait pour donner naissance
à un fœtus complet , tantôt le produit exhubérant
d'un coït trop fécondant , qui a ajouté des parties
surnuméraires au sujet , lors de sa conception. Ces
modes de génération existent sans doute , et il n'est
pas impossible que des kistes , analogues à ceux
cités dans ce Mémoire , leur doivent l'origine ; mais ,
on est loin d'avoir démontré que l'un de ces modes
compliqués et tout à fait hypothétiques , ait pris
quelque part au développement d un seul kiste. Tous
les faits , au contraire , déposent en faveur de la
théorie que j'ai exposée , et d'après laquelle les kistes ,

dont il est question, n'ont pas existé tels primitivement, ayant commencé par être un fœtus plus ou moins avancé dans son organisation. Or, comme il ne se forme pas de fœtus sans concours de l'acte sexuel, on doit rigoureusement admettre que nos kistes sont un produit de ce concours. Une circonstance démontre que l'acte sexuel est nécessaire pour la production de ces kistes, c'est leur position constante dans le voisinage des organes génitaux, dans ceux-ci même et rarement hors de l'abdomen. Il n'est pas nécessaire de reproduire ce que MECKEL (1) a rapporté à ce sujet, pour faire voir que ces kistes siégent dans les lieux que nous leur assignons. Les seize observations que nous avons données (2), et celle qui commence ce Mémoire prouvent aussi ce que j'avance.

TRÉVIRANUS et JOERG (3) ne les considèrent pas comme des produits de l'acte vénérien, mais comme des ovaires dégénérés. Si l'on pouvait rendre évidente cette assertion, cela ne serait applicable qu'aux kistes des ovaires, ou bien il faudrait aussi considérer les kistes qui, de même nature sont néanmoins situés dans divers autres organes, comme autant d'organes dégénérés. Ce que j'ai rapporté plus haut, réfute victorieusement cette opinion.

A cette occasion je crois devoir donner l'épisode suivant.

(1) Journal compl. [Loco citato].
(2) Voyez plus haut, page 76.ᵉ et suivantes.
(3) UEBER die zeugung. 1815, p. 152

Un ovaire observé par mon aïeul (1) était le siége
d'une altération qui me paraît provenir à la fois d'une
organisation avortée et d'une dégénérescence de l'o-
vaire ; si cette complication d'une dégénérescence
qui paraît unie à un commencement d'organisation ,
est telle que je le pense, elle constitue un cas
fort rare. Il n'a jamais été noté rien de semblable
par d'autres anatomo-pathologistes , c'est ce qui
m'engage spécialement à le publier.

Il convient de remarquer que je n'insiste pas
pour donner à ce cas le caractère que je viens
de lui attribuer ; il est trop difficile de remonter
dans un point aussi obscur à la cause première , pour
que j'ose m'y élever. Si ceci semble à certaines
personnes être un hors-d'œuvre dans ce Mémoire , je
les préviens que mon principal but, en l y insé-
rant , est de faire voir la différence essentielle qui
existe entre les concrétions de l'ovaire et les os
que l'on y rencontre ; je veux en même tems montrer
aux personnes qui ne trouveront pas le cas superflu ,
et qui présumeront que l'acte de la reproduction n'y
a pas été étranger , leur montrer , dis-je , que si
une conception viciée irrite un ovaire , y détermine
un afflux de phosphate de chaux , principe des os ,
et de liquides organiques propres à la confection des
chairs , il se fait un kiste renfermant des parties
bien évidemment dissemblables de celles des kistes
contenant des os , restes de fœtus ; par conséquent ,
que ces derniers kistes sont bien , comme il a été

(1) Déjà cité plusieurs fois.

dit plus haut , le dernier terme de la désorganisation d'un fœtus , et non le produit inaltéré d'une conception viciée , produit qui serait toujours resté tel qu'on le rencontre , sans passer par diverses phases , et semblable en cela aux moles.

Voici le cas.

Madame M..... , femme d'une bonne constitution , d'une humeur toujours égale et gaie , avait eu déja plusieurs grossesses exemptes de souffrances , et plusieurs couches heureuses ; ses enfans étaient sains et robustes. Elle ressentit presque dès la conception , lors d'une nouvelle et dernière grossesse , des douleurs au flanc gauche , des cardialgies , des nausées , des vomissemens , qu'elle regarda , ainsi que son médecin , comme les effets de son état de gestation. A mesure que la fin de la grossesse approchait les symptômes augmentaient d'intensité , et il s'y joignit bientôt une hémorragie utérine qui se renouvela un grand nombre de fois. Tous les moyens mis en usage contre cette complication fâcheuse n'eurent aucun succès. Le col de l'utérus était dur , admettait à peine le bout du doigt. La malade épuisée par les pertes de sang et la douleur , succomba à la fin de la gestation. M. Denis pratiqua sur le cadavre , aussitôt après la mort , l'opération césarienne , mais l'enfant était mort. Il profita de cette circonstance pour explorer l'état de l'utérus et de ses annexes ; il rencontra bientôt , à la place de l'ovaire gauche , une tumeur globuleuse , d'un très-grand diamètre et qui semblait , par son aspect , annoncer là une

hydropisie enkistée. Un coup de scalpel en fit sortir, en effet, beaucoup de sérosité albumineuse,
ce qui affaissa un peu la tumeur, mais sans la
vider en entier. Etonné de cela, M. D ENIS introduisit sa main par l'ouverture du kiste, et il sentit
que son intérieur était divisé par une infinité de
cloisons très-minces et faciles à déchirer; leur ensemble
formait une grande quantité de cellules assez spa-
cieuses, toutes complettes et pleines de sérosité.
Leur déchirure amena la découverte singulière d'une
foule de concrétions dures, crétacées, toutes tétraëdri-
ques, à facettes lisses et polies, de couleur café
au lait. Il s'en trouvait plusieurs réunies dans les
cellules. On a oublié alors de les compter, mais il
paraît que leur nombre était très-grand, car le chirurgien ramena plusieurs fois sa main remplie de
ces concrétions, en explorant la cavité du kiste.
On a omis aussi d'indiquer leur volume. Quant à
leur composition chimique on ne cherche pas à
s'en assurer. L'induction tirée de l'analogie avec les
dépôts crétacés des ganglions lymphatiques etc. et
celle que je tire de leur existence dans l'ovaire, me
font présumer que vraisemblablement ils consistaient
en phosphate de chaux, mêlé d'une certaine quantité de carbonate de même base. Si l'individu eut été
sujet à la goutte, on pourrait incliner vers l'idée
que l'acide urique y entrait comme principe consti-
tuant, mais tout infirme cette idée. Ayant continué
ses recherches anatomico-pathologiques, le chirurgien découvrit dans l'épaisseur du ligament large

gauche une concrétion également crétacée , mais du volume d'une forte noix , noire , hérissée de pointes aigues et si multipliées que la concrétion s'attachait facilement aux doigts. Il paraît qu'ayant pendant la vie percé la trompe de fallope , elle avait donné par ce passage issue à du sang, vers la cavité de l'utérus , et de là hors du corps par le vagin. Cette circonstance n'est pas appuyée d'une description suffisante du fait, pour être admise comme véritable. (1)

Je ne ferai sur cette observation aucune réflexion ; ce que j'en ai dit plus haut lui donne un commentaire suffisant.

Il nous resterait maintenant à déterminer quels sont les moyens de reconnaître quand un kiste est le résultat d'une grossesse extra-utérine ou d'une inclusion ; avouons notre ignorance, on ne peut rien avancer à ce sujet.

(1) Je dois faire remarquer que cette observation, bien qu'inédite (M. Murat l'a cependant indiquée à l'art. *ovaire* du dict. des sc. méd.), date de 1760, et qu'elle fut envoyée longtems après, ainsi que les concrétions , avec un certain nombre d'autres observations , à l'Académie royale de chirurgie. J'ai en main plusieurs lettres de Louis , alors secrétaire perpétuel de cette illustre société , où il est question du cas que j'ai relaté. Les concrétions sont restées parmi les objets qui appartenaient à l'Académie, lors de sa dissolution. M. Cl.-G. Denis obtint pour récompense de son zèle et de son exactitude à recueillir les faits propres à l'avancement de la science , une medaille d'or que l'Académie royale de chirurgie lui adjugea le 23 avril 1785. dans sa séance publique , sur le rapport de Lauverjat.